ERGEBNISSE
DER CHIRURGIE
UND ORTHOPÄDIE

HERAUSGEGEBEN VON

ERWIN PAYR
LEIPZIG

HERMANN KÜTTNER
BRESLAU

SONDERABDRUCK AUS BAND X

OSKAR RÖMER UND ALFRED LICKTEIG

DIE KRIEGSVERLETZUNGEN DER KIEFER

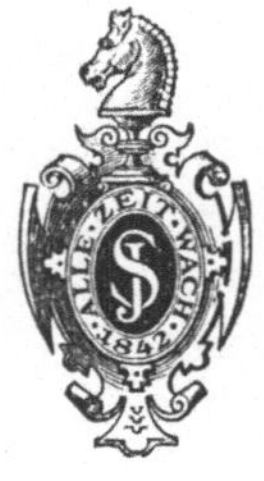

Springer-Verlag Berlin Heidelberg GmbH

1918

ISBN 978-3-662-37233-3   ISBN 978-3-662-37957-8 (eBook)
DOI 10.1007/978-3-662-37957-8

Ergebnisse der Chirurgie und Orthopädie.

Inhalt des VI. Bandes.

1913. III und 716 S. gr. 8⁰. 147 Textabbildungen. Preis M. 26.—; in Halbleder gebunden M. 28.50.

Inhalt des VII. Bandes.

1913. III und 858 S. gr. 8⁰. 335 Textabbildungen und 1 Tafel. Preis M. 32.—; in Halbleder gebunden M. 34.60.

Inhalt des VIII. Bandes.

1914. IV u. 981 S. gr. 8⁰. 308 Textabbildungen. Preis M. 38.—; in Halbleder gebunden M. 40.60.

Inhalt des IX. Bandes.

1916. IV u. 608 S. gr. 8⁰. 188 Textabbildungen. Preis M. 26.—; in Halbleder gebunden M. 28.80.

Die Kriegsverletzungen der Kiefer.

Sammelreferat über die im gegenwärtigen Kriege bis April 1917 erschienene Literatur nebst eigenen Erfahrungen.)

Mit 82 Abbildungen im Text.

Von

Oskar Römer-Straßburg i. E.   und   **Alfred Lickteig**-Straßburg i. E.

Literatur.

1. **Ahrend, Walter**, Hilfsapparate zur Wiederherstellung durch Schußverletzung zerstörter Nasen. Erg. a. Düsseldorf-Lazarett. Heft II/III.
2. **Albers-Schönberg**, Röntgenatlas der Kriegsverletzungen. Gräfer u. Sillem, Hamburg 1916.
3. **Arkövy, v. Josef**, Beiträge zur stomatologischen Therapie kriegschirurgischer Fälle. Zeitschr. f. Mund- u. Kieferchirurgie. **2**, Heft 1/2. 1916.
4. — Kriegschirurgische Mitteilungen aus dem Gebiete der Stomatologie. Österr.-Ung. Vierteljahresschr. f. Zahnheilk. 1915 Heft 1.
5. **Becker**, Die chirurgische Behandlung der Schußverletzungen des Gesichtes und der Kiefer. Deutsche Zahnheilk. Heft 39. 1917.
6.[1]) Beiträge zur Kieferschußtherapie, herausgegeben von der Österr. Zeitschr. f. Stomatologie 1917.
7. **Benrath, H.**, Aus den Kieferstationen der Hamburger Reservelazarette. Zahnärztl. Orthopädie u. Prothese 1915. Heft 9—10.
8. **Bergel**, Die Behandlung der verzögerten Kallusbildung und der Pseudarthrosen mit Fibrininjektion. Berl. klin. Wochenschr. 1916. Nr. 2.
9. **Bier**, Anaerobe Wundinfektion. Verhandlungen des Kriegschirurgentages Berlin. Bruns Beitr. z. klin. Chir. **101**, Heft 2.
10. **Biernoth, Paul**, Schrapnellschuß durch den Mund. Deutsch. med. Wochenschr. 1916. Heft 52.
11. **Bimstein**, Über Kieferresektionen nach Schußverletzungen. Zahnärztl. Orthopädie u. Prothese. 1915. Heft 2.
12. — Die zahnärztlich-orthopädische Behandlung der Kieferverletzten. (Mitteilungen aus dem Hannoverschen K. Lazarett). Deutsche Zahnheilk. 1917. Heft 309.
13. **Braun**, Die offene Wundbehandlung. Kriegschirurg. Hefte. **98**, Heft 1.
14. **Bruhn**, Die gegenwärtigen Behandlungswege der Kieferschußverletzungen. Bergmann, Wiesbaden. Heft 1—10.
15. — Zur Indikationsstellung für die Anwendung der verschiedenen Kieferstützapparate. 2. Teil Ergebnisse a. d. Düsseldorfer Lazarett. Heft 2/3, Heft 4/6. Heft 7/8.
16. — Die Verwendung massiv gegossener Brückenarbeiten zur Überbrückung frisch verheilter Kieferdefekte. Ergebnisse a. d. Düsseldorf. Lazarett. Heft 1.
17. — Über Maßnahmen zur Beseitigung von Störungen des Sprechvermögens und der Beweglichkeit der Gesichtsmuskulatur. Heft 6/7.
18. — Gesichtsorthopädie in ihrem Zusammenwirken mit der Gesichtschirurgie. Ergebn. a. d. Düsseldorf. Lazarett. Heft 9/10.

---

[1]) Konnte, da nach Abschluß der Arbeit erschienen, nur auszugsweise verwertet werden.

19. **Bruhn** und **Kühl**, Schußverletzungen des Ober- und Unterkiefers. Ergebn. a. d. Düsseldorfer Lazarett für Kieferverletzte. Heft 1.
20. **Bundschuh, Ed.**, Wie beugen wir bei Unterkiefer-, Zungen- und Mundboden-schußwunden der Erstickung vor? Münch. med. Wochenschr. 1916 Heft 11.
21. **Cieszynski, A.**, Über das Problem der Gleitschiene. Österr. Zeitschr. f. Stomatol. 1915. März.
22. — Die exakte Röntgenuntersuchung der Kiefer in der Kriegschirurgie mit improvisierten Hilfsmitteln. Österr.-Ung. Vierteljahresschr. f. Zahnheilk. 1915. Heft 2. 5. 95.
23. — Beiträge zur exakten Injektionstechnik in den Ramus mandibularis am Foramen ovale und zur Punktion des Ganglion Gasseri 1915. Österr.-Ung. Vierteljahresschrift f. Zahnheilk. Heft 4.
24. — Diskussion in „Wunschheim, Erfahrungen über Kieferschüsse". Österr.-Ung. Vierteljahresschr. 1915/16.
25. **Drinkler, O.**, Zur Behandlung der Kieferfraktur. Deutsche zahnärztl. Ztg. 1915. Nr. 25.
26. **Egger, Fritz**, Eindrücke aus stomatologischen Abteilungen in französischen Kriegslazaretten. Schweizerisch. Vierteljahresschr. f. Zahnheilk. 1915. Nr. 3.
27. **Ertl, v. Johann**, Unsere Resultate auf dem Gebiete der operativen Behandlung der Unterkieferverletzungen. Österr.-Ung. Vierteljahresschr. 1916 Heft 2/4.
28. — Siehe **Gadány**.
29. **Feiler, E.**, Der Zahnarzt im Felde. Sammlung **Meußer**. Heft 6.
30. **Fenner**, Die Behandlung von Wunden und Narben bei Kieferverletzungen. Heft 39. 1917.
31. **Fischer, G.**, Die erste zahnärztliche Hilfe im Felde. Berlin, Meußer 1915.
32. — Erfahrungen über Kieferschüsse und deren Behandlung. Ergebn. d. gesamt. Zahnheilk. **5**, Heft 1. 1916.
33. **Foramitti**, Über die Behandlung infizierter Schußfrakturen am Kiefer. Siehe Beiträge zur Kieferschußtherapie.
34. **Franz**, Zur Ligatur der Karotis. Münch. med. Wochenschr. 1915.
35. **Fritsch, C.**, Die Bedeutung des Schröderschen Systems zur Behandlung der Kieferschußfrakturen. Zahnärztl. Orthopädie u. Prothese 1915. Heft 4 u. 5.
36. — Extraintraorale Verbände. Deutsch. Monatsschr. f. Zahnheilk. 1915. Heft 12.
37. **Fröschel**, Eine sprachärztliche Kriegsabteilung. Med. Klinik. 1915.
38. **Fuchs**, Die Behandlung der Kieferverletzten nach dem Kriege. Siehe Beiträge zur Kieferschußtherapie.
39. **Gadány, L.** und **Ertl, E. Joh.**, Über die Behandlung der Unterkieferfrakturen. Österr.-Ung. Vierteljahresschr. f. Zahnheilk. 1915. Heft 1.
40. — Über Kieferfrakturen mit größeren Knochendefekten und ihre Behandlung durch Transplantation aus der Tibia. Österr.-Ung. Vierteljahresschr. f. Zahnheilk. 1915. Heft 2.
41. **Ganzer**, Der frühzeitige Nahtverschluß der äußeren Wunden bei Kieferschüssen.
42. — Der frühzeitige Nahtverschluß in Verbindung mit der Immediatprothese bei gleichzeitiger Verletzung des Kiefers und des äußeren Gesichtes. Deutsch. Monatsschrift f. Zahnheilk 1915. Heft 10.
43. — Die Bedeutung der Orthodontie bei der Behandlung von Kieferschußverletzungen. Deutsch. Monatsschr. f. Zahnheilk. 1916. Heft 9.
44. — Die Wiederherstellung des Vestibulum oris nach Schußverletzungen der Kiefer
45. — Aufbißschienen aus Zinn zur Unterstützung des Drahtschienenverbandes bei Kieferschußverletzungen.
46. — Die Kopfkinnkappe aus Gipsbinde. Einige Ursachen der Pseudarthrose bei Unterkieferschußverletzungen und einige neue Mittel sie zu verhindern. Deutsch. Monatsschr. f. Zahnheilk. 1916. Heft 1.
47. — Bericht über die Tätigkeit der Kieferschußstation Charlottenburg. Deutsch. Monatsschr. 1915. Heft 10.
48. — Diskussionsbemerkungen in Verhandlungen des Kriegschirurgentages Berlin. Bruns Beitr. zur klin. Chir. **101**, Heft 2.
49. **Geismar**, Kieferschußverletzungen und ihre Behandlung. Deutsch. zahnärztl. Wochenschr. 1914. Heft 45.

50. Gratzinger, Kieferverletzungen. Österr.-Ung. Vierteljahresschr. f. Zahnheilk. 1915.
51. Greve, Die zahnärztliche Therapie der Schußverletzungen der Kiefer. Münch. med. Wochenschr. 1914. Nr. 41.
52. Gundermann, W., Kriegschirurgischer Bericht aus der Gießener Klinik. Beitr. z. klin. Chir. 97, Kriegshefte 5—9. 1915.
53. Hacker, v., Plastik bei penetrierendem Wangendefekt und nachfolgender narbiger Kieferklemme, insbesondere bei Schußverletzungen. Kriegschirurg. Hefte 98, Heft 3.
54. Hasselwander, A., Die Bedeutung röntgenographischer und röntgenoskopischer Methoden für die Fremdkörperlokalisation. Münch. med. Wochenschr. 1917. Heft 21.
55. Hauptmeyer, Friedr., Zur Behandlung der Schußverletzungen im Bereiche des Gesichtes mit besonderer Berücksichtigung der Läsionen der Kiefer. Teil 1 und 2. Ergebn. aus dem Düsseldorf. Lazarett. Heft 1, 2, 3.
56. — Über Technik der stereoskopischen Röntgenaufnahmen bei Schußverletzungen des Gesichtsschädels. Heft 4 u. 6.
57. — Über die Beseitigung von entstellenden, hypertrophischen Gesichtsnarben durch Ignipunktur. Düsseldorf. Ergebn. Heft 7, 8.
58. Heile, Zur chirurgischen Behandlung der durch Schußverletzungen hervorgerufenen Mundsperre. Münch. med. Wochenschr. 1915. Nr. 9.
59. Helbing, Behandlung der Kriegsverletzungen des harten Gaumens. Vortrag Berlin 1916.
60. Hellmüller, Aus dem „Hôpital de stomatologie et de prothèse bucco-faciale Lyon". Schweiz. Vierteljahresschr. f. Zahnheilk. 1915. Nr. 3.
61. — und Reutlinger, Beobachtungen aus dem „Service de stomatologie du centre de Lyon". Schweiz. Vierteljahresschr. f. Zahnheilk. 1916. Heft 2.
62. Herber, C., Die Frakturen der Kiefer. Berlin 1915.
63. Hesse, Kieferverletzte. Med. Naturw. Gesellsch. Jena. 18, 5. 1916. Deutsche med. Wochenschr. 1916. 1338.
64. Hofbauer, Eigenartige Veränderungen der Thoraxorgane im Gefolge von Kieferschüssen. Siehe Beitr. z. Kieferschußtherapie.
65. Jakob, Kieferschußbruchbehandlungen nach orthodontischen Prinzipien. Deutsch. Monatsschr. f. Zahnheilk. 1915. Heft 12.
66. Kantorowicz, Kieferverletzungen und ihre Behandlungen. Zahnärztl. Orthopädie und Prothese. 1914. Heft 9.
67. Kindl, I., Zur Behandlung der Unterkieferfrakturen. Zeitschr. f. Mund- u. Kieferchirurgie. 1, Heft 2.
68. Klapp, R., Die chirurgische Behandlung der Unterkieferschußbrüche in „Klapp u. Schröder", Berlin 1916.
69. Klapp und Schröder, Die Unterkieferschußbrüche und ihre Behandlung. Berlin 1916.
70. Klein, Diskussion in „Wunschheim", Erfahrungen über Kieferschüsse. Österr.-Ung. Vierteljahresschr. 1915/16.
71. Klughardt, Das Vollband als sichtigung unserer Drahtschienen bei Schußfrakturen der Kiefer. Deutsch. zahnärztl. Wochenschr. 1916. Nr. 10.
72. Kränzl, Die Überbrückung der Pseudarthrosen in der Kinngegend durch einfache Zahnersatzstücke. Siehe Beiträge zur Kieferschußtherapie.
73. Kraus, M., Über Schußfrakturen der aufsteigenden Äste. Österr.-Ung. Zeitschr. f. Stomatologie 1916. Heft 7—8.
74. Krause, Die Dehnung von Narbenkontraktionen im Gesicht unter besonderer Berücksichtigung der Nase. Deutsch. Zahnheilk. 1917. Heft 39.
75. Krüger, Über offene Wundbehandlung. Kriegschirurg. Hefte. 98, Heft 4.
76. — Aus den Kieferschußstationen der Hamburger Reservelazarette. Zahnärztl. Orthopädie u. Prothese. 1915. Heft 9.
77. Kühl, M., Schußverletzungen des Oberkiefers, Schußverletzungen des Unterkiefers. Ergebn. a. d. Düsseldorf. Lazarett. Heft 1.
78. — Die Technik der Befestigung der Kieferstützapparate. Heft 2, 3.
79. — Unterlagen für plastische Operationen im Gesicht. Heft 4/6.

80. Kühl und Lindemann, Die Folgen einer spät einsetzenden Behandlung der Kiefer-
beschädigungen und ihre Beseitigung. Ergebn. d. Düsseldorf. Kieferlazaretts.
Heft 10.
81. Landgraf, Erfahrungen in der Behandlung der Kieferbrüche. Österr.-Ung. Vierteljahresschr. f. Zahnheilk. 1916. Heft 2.
82. Latzer, B., Einfache Herstellung einer Kopf- und Kinnkappe. Österr.-Ung. Vierteljahresschr. f. Zahnheilk. 1915. Heft 4.
83. Lexer, Gesichtsplastik. Verhandlungen des Kriegschirurgentags Berlin. Bruns
Beitr. z. klin. Chir. 101, Heft 2.
84. Lickteig, Eugen, Bericht über die chirurgische Behandlung im Straßburger Lazarett
für Kieferverletzte. Deutsche Zahnheilk. 1916. Heft 35.
85. — Uranoplastik bei Schußverletzungen. Unterkieferknochenplastik und prothetische Hilfsmittel. Straßburg. mediz. Ztg. 1916. Heft 8.
86. — Über schädigende Momente bei Uranoplastik und deren Ausschaltung durch
Schröders Okklusivprothese. Zeitschr. f. Mund- u. Kieferchir. 2, Heft 3. 1917.
87. Lindemann, August, Zur Deckung größerer Defekte der Weichteile bei Kieferschußverletzungen. Teil 1 u. 2. Ergebn. a. d. Düsseldorf. Lazarett. Heft 1, 2, 3.
88. — Die Lokalanästhesie bei den Schußverletzungen des Gesichts. Heft 2, 3.
89. — Diskussionsbemerkungen in Verhandlungen des Kriegschirurgentags Berlin. Bruns
Beitr. z. klin. Chir. 101, Heft 2.
90. — Über die Beteiligung der traumatischen Defekte der Gesichtsknochen. Ergebn.
d. Düsseldorf. Lazarette. Heft 4/6.
91. — Die Anwendung der Extension in der Kieferchirurgie. Heft 7/8.
92. — Die Deckung der Weichteile und Knochendefekte des Gesichtes bei Kieferschußverletzungen mit besonderer Berücksichtigung der Nase. Heft 9/10.
93. — Die operative Beseitigung der Fisteln der Mundspeicheldrüsen. Düsseldorf. Ergebnisse. Heft 7/8.
94. — Siehe Kühl.
95. Loos, O., Chirurgisches aus der Behandlung des Unterkieferschußbruches. Deutsch.
Monatsschr. f. Zahnheilk. 1915. Heft 12.
96. — Die Schußbrüche des Unterkiefers. Kriegschirurgische Hefte 98, Heft 1.
97. Lubowski, Ed., Behandlung disloziert verheilter Unterkieferfrakturen. Deutsch.
Monatsschr. f. Zahnheilk. 1916. Heft 10/11.
98. Mayrhofer, B., Ergebnisse der Behandlung der Schußfrakturen der Kiefer. Kol-
lektaneen aus der Kriegsliteratur 1914/15 und eigene Erfahrungen. Ergebn. d.
gesamt. Zahnheilk. Jahrg. 5. Heft 1/2.
99. — Mundschleimhaut, Wangen- und Lippenplastik nach Schußverletzungen des
Gesichtes und der Kiefer. Österr.-Ung. Vierteljahresschr. Heft 2. 1916.
100. — Dehnungsbehandlungen bzw. blutige Durchtrennungen und Reposition ungünstig
verwachsener Unterkieferschußfrakturen. Zeitschr. f. Mund- u. Kieferchir. 2,
Heft 1, 2. 1916.
101. — Zur primären Knochennaht bei Schußfrakturen des Unterkiefers. Wien. klin.
Wochenschr. 1916. Nr. 8.
102. Michel, A. und Klughardt, A., Mitteilungen aus dem Reservelazarett Zahnklinik
Würzburg. Zeitschr. f. Mund- u. Kieferchir. 2, Heft 1/2. 1916.
103. Misch, Die Kriegsverletzungen der Kiefer und der angrenzenden Teile. Berlin 1916.
104. Möhring, Br., Zur Indikation und Technik der Unterkieferresektionsprothese.
Sammlung Meußer, 1914. Heft 2.
105. Müller, Eug. Vier Wochen in deutschen Kriegslazaretten für Kieferverletzte. Zürich
1916.
106. Müller, P., Odontologische Station eines Kriegslazaretts. Münch. med. Wochenschr.
1914. Nr. 49.
107. Müller-Widman, Über die Behandlung von Kieferschußfrakturen. Bern 1916.
108. Niemeyer, Auszüge aus „Hayes George War dental surgery: Some cases treated
in the American ambulance at Neuilly. Deutsch. zahnärztl. Wochenschr. 1916.
Nr. 45.
109. Oppenheim, Diskussion in „Wunschheim, Erfahrungen über Kieferschüsse“.
Österr.-Ung. Vierteljahresschr. f. Zahnheilk. 1915/16.

110. Paeßler, Die chronischen Infektionen im Bereiche der Mundhöhle und der Kriegstherapie der Gegenwart. 1915. Heft 10 u. 11.
111. Partsch, Wundbehandlung im Munde. Deutsch. zahnärztl. Wochenschr. 1915, 24. April.
112. — Handbuch der Zahnheilkunde. Wiesbaden 1917.
113. Pfaff, Ed., Fortbildungskurse der zahnärztl. Kriegschirurgie. Deutsch. zahnärztl. Ztg. **14**, Heft 32. **15**, Heft 19.
114. — und Rosenthal, Zahnärztliche und chirurgische Hilfe bei Kriegsverletzungen der Kiefer. Münch. med. Wochenschr. 1915. Nr. 34.
115. — und Schoenbeck, Kursus der zahnärztl. Kriegschir. u. Röntgentechnik. Leipzig 1916.
116. Pichler, H., Zur Technik der Scharnierschienen. Österr.-Ung. Vierteljahresschr. f. Zahnheilk. 1915. Heft 2.
117. — Einiges über Schußverletzungen der Kiefer. Österr. Zeitschr. f. Stomatologie. 1915. Heft 4 u. 5.
118. Plowitz, P., Kriegserfahrungen aus der Abteilung für Kieferverletzungen in Leitmeritz. Österr.-Ung. Vierteljahresschr. f. Zahnheilk. 1916. Heft 1.
119. Pollack, L., Die Ernährung bei Fällen von schwerster Kieferverletzung. Österr.-Ung. Vierteljahresschr. f. Zahnheilk. 1915. Heft 1 u. 2.
120. Pordes, Ein Kriegsjahr Röntgenologie im Spital f. Kieferverletzte. Siehe Beitr. zur Kieferschußtherapie.
121. Port, Kieferbrüche und Kieferplastik. Verhandl. des mittelrheinisch. Chirurgentages. Kriegschirurg. Hefte. **98**, Heft 5.
122. — Kinnkappen aus Zelluloid. Deutsch. Monatsschr. f. Zahnheilk. 1915.
123. — und Euler, Lehrbuch der Zahnheilkunde. Wiesbaden 1915.
124. Posta, Alex, v. Die Nachbehandlung der Kieferverletzungen. Sammlungen von Vorträgen aus dem Gebiete der Zahnheilk. Heft 13.
125. — Die Schußverletzungen des Oberkiefers. Österr.-Ung. Vierteljahresschr. f. Zahnheilk. Heft 4. 1915.
126. Preindlsberger, I., Beiträge zur Behandlung der veralteten Luxationen und der Ankylose des Unterkiefers. Zeitschr. f. Mund- u. Kieferchir. **1**, Heft 2.
127. Puljo, Athanas, Die Kieferfrakturen im serbisch-türkischen und serbisch-bulgarischen Kriege. Österr.-Ung. Vierteljahresschr. f. Zahnheilk. 1914. Heft 3.
128. Riechelmann, Otto, Bericht über prothetische Behandlung im Straßburger Lazarett für Kieferverletzte. Deutsch. Zahnheilk. 1916. Heft 35.
129. Riedinger, Zur Unterbindung der Carotis communis nach Schußverletzungen. Münch. med. Wochenschr. 1915. Nr. 16.
130. Riegner, Therapie der Kieferschußverletzungen. Deutsch. med. Wochenschr. 1915. Heft 52.
131. Rödiger, Eugen, Eine neue Art der Immobilisierung der Unterkieferbrüche. Münch. med. Wochenschr. 1916. Nr. 30.
132. Römer, O., Über die Grundlagen der militärärztlichen Begutachtung der Zahn- und Kieferverhältnisse. Straßburg. med. Ztg. Heft 3. 1917.
133. Rosenthal, W. I., Erfahrungen auf dem Gebiete der Uranoplastik. Zeitschr. f. d. Chir. **140**.
134. Rost, Fr., Kapitel Gesicht und Mundhöhle in Kriegschirurgie von Borchard-Schmieden. Leipzig 1917.
135. Rottenbiller, v. Ed., Stomatologische Erfahrungen über Mandibularfrakturen und ihre Komplikationen. Österr.-Ung. Vierteljahresschr. f. Zahnheilk. 1916. Heft 50.
136. Rumpel, C., Die Wiederherstellung des Vestibulum oris nach Schußverletzungen der Kiefer. Deutsch. zahnärztl. Wochenschr. 1916. Nr. 22.
137. — Die gegenwärtigen Behandlungswege der Kieferschußverletzungen. Eine Kritik des Bruhnschen Heftes. Deutsche zahnärztl. Wochenschr. 1915. Nr. 29.
138. — Siehe Misch. Die Kriegsverletzungen der Kiefer. Berlin 1916.
139. Salamon, H. und Szabó, Jos., Röntgenologische Kontrolle der Diagnostik und Therapie bei Kieferbrüchen. Deutsche Zahnheilk. 1916. Heft 38.
140. Scheer, K., Ein Fall von lebensrettender Unterbindung der Carotis externa auf dem Truppenverbandplatz. Münch. med. Wochenschr. 1917. Nr. 17.

141. Schönbeck, Kursus der Röntgentechnik der Ober- und Unterkieferaufnahmen in Pfaffs „Kursus". Leipzig 1916.
142. Schröder, Harry, Zur Behandlung der Kieferverletzungen im Feld- und Kriegslazarett. 1915. Beitr. z. klin. Chir. 97, Kriegshefte 5—9.
143. Schröder, Hermann, Über Schußverletzungen der Kiefer und ihre Behandlung in Williger und Schröder. Sammlung Meußer, Heft 1.
144. — Vortrag über Schußfrakturen des Unterkiefers auf dem Kriegschirurgentag Berlin. Bruns Beitr. z. klin. Chir. Bd. 101.
145. — Über die funktionelle Ausgestaltung der extra-intraoralen Verbände. Deutsch. Monatsschr. f. Zahnheilk. Dezember 1916.
146. — Anatomischer Charakter. Prognose und zahnärztliche Behandlung der Unterkieferschußbrüche in „Klapp und Schröder" Berlin 1916.
147. — Kap. V, Kiefer in „Kriegschirurgie" von Borchard-Schmieden, Leipzig 1917.
148. Seefeld, A., Zahnärztliches über Kieferschüsse. Siehe Röntgenatlas von Albers-Schönberg.
149. Sicher, Harry, Diskussionsbemerkungen in „Wunschheim, Erfahrungen über Kieferschüsse". Österr.-Ung. Zeitschr. f. Stomatologie. 1915/16.
150. Soerensen, Über Knochentransplantation bei Unterkieferdefekten. Chirurg u. Zahnarzt. Heft 1. 1917.
151. Spiro, K., Die Wirkung von Wasserstoffsuperoxyd und von Zucker auf die Anaeroben. Deutsch. med. Wochenschr. Nr. 15. 1915.
152. Stein, Künstliches Kinn nach Schußverletzungen. Deutsch. Monatsschr. f. Zahnheilk. 1916. Heft 2.
153. — Die Kieferverletzungen im Krieg und deren Behandlung. Deutsch. med. Wochenschrift 1915. Nr. 41.
154. Steinberg, B., Mundorthopädie als Grundlage der modernen Kieferbruchbehandlung. Österr.Ung. Vierteljahresschr. f. Zahnheilk. 1916. Heft 1.
155. Steinkamm, Jul., Kieferverletzungen im heutigen Kriege und ihre Behandlung. Deutsch. zahnärztl. Wochenschr. 1915. Nr. 4.
156. — Eine neue Methode zur Dehnung der Kiefermuskeln und Bänder nach Schußverletzungen. Deutsch. zahnärztl. Wochenschr. 1915. Nr. 11.
157. — Beitrag zur Behandlung von Unterkieferfrakturen. Deutsch. zahnärztl. Wochenschr.
158. — Die Ruhigstellung des Unterkiefers bei Frakturen im Bereiche des Kinns. Deutsch. zahnärztl. Wochenschr. Nr. 46. 1916.
159. — Eine Vereinfachung meines Apparates zur Dehnung der Kiefermuskeln und Bänder. Deutsch. zahnärztl. Wochenschr. 1915. Nr. 17.
160. Steinschneider, Zwei neue Hilfsmittel zur Kieferbruchbehandlung. Siehe Beitr. z. Kieferschußtherapie.
161. Stoppany, Referat. Schweiz. Vierteljahreszeitschr. f. Zahnheilk. 1914. Heft 4.
162. Strauß, S., Die zahnärztliche Behandlung in der Zahnstation des städt. Krankenhauses Ost. Deutsch. Monatsschr. f. Zahnheilk. 1915. Heft 12.
163. Struckmann, Die Behandlung der Zähne und der verletzten Kiefer im Kriege. Wiener med. Wochenschr. 1916. Nr. 9.
164. Triesch, Bericht über einige vorgestellte Fälle aus dem städt. Krankenhaus „Ost". Deutsch. Monatsschr. f. Zahnheilk. 1915. Heft 12.
165. Turnowszky, Kieferschußverletzungen und ihre Behandlung. Militärarzt 1915. Heft 11.
166. — Franz, Eine modifizierte Gleitschiene. Österr.-Ung. Vierteljahrsschr. f. Zahnheilkunde. Heft 2. 1915.
167. Uckermann, Methoden zur Fremdkörperbestimmung. Deutsche Zahnheilk. Heft 39, 1917.
168. Urbantschitsch, E. H., Zur Therapie stomatologischer Kriegsverletzungen. Zeitschrift f. Mund- und Kieferchir. 2, Heft 1/2. 1916.
169. — H., Die auswechselbare schiefe Ebene und die sog. Gleithalbhülse. Österr.-Ung. Vierteljahresschr. f. Zahnheilkunde 1916. Heft 1.
170. Wagner, v. A., Beobachtungen über den Einfluß der Kiefer- und schweren Gesichtsverletzungen auf die Psyche. Siehe Beiträge zur Kieferschußtherapie.

171. **Walkoff**, Ein Beitrag zur Behandlung schlecht geheilter Kieferbrüche. Münch. med. Wochenschr. 1916. Nr. 47.
172. **Warnekros**, Der Kriegszahnarzt. 2. Auflage 1915.
173. — Allgemeines über Schienenbehandlung bei Kieferbrüchen in Chirurg und Zahnarzt. Berlin. Heft 1. 1917.
174. **Weiser**, Diskussion in „Wunschheim, Erfahrungen über Kieferschüsse". Österr.-Ung. Vierteljahresschr. f. Zahnheilk. 1915/16.
175. — Ein Jahr chirurgisch-zahnärztliche Tätigkeit im Kieferspital. Siehe Beitr. f. Kieferschußtherapie.
176. **Welke**, Prothesen zur Deckung bei größeren Weichteildefekten. Deutsche Zahnheilkunde. Heft 39. 1917.
177. **Williger, F.**, Chirurgische Verbandslehre für Zahnärzte.
178. — Die Weichteilverletzung des Gesichtes. Sammlung Meußer, Heft 4.
179. — und **Schröder, Hermann**, Die zahnärztl. Hilfe im Felde. Sammlg. Meußer, Heft 1.
180. **Witzel, Karl**, Unmittelbares Einsetzen von Temporärprothesen, Deutsch. Zahnheilk. 1916. Heft 37.
181. **Wunschheim, And. v.**, Erfahrungen über Kieferschüsse. Vorläufiges Ergebnis der im Verein österr. Zahnärzte in dem Jahre 1914/15 abgehaltenen Diskussion. Österr. Zeitschr. f. Stomatologie 1915/16.
182. — Über Pseudarthrosen des Unterkiefers. Siehe Beiträge zur Kieferschußtherapie.
183. **Wurfschmidt**, Ein Fall von doppelter, schwerer Schußverletzung des Unterkiefers. Deutsche Monatsschr. f. Zahnheilk. 1915. Heft 11.
184. **Wustrow, Paul**, Drahtverbände für Oberkieferbrüche. Deutsch. Zahnärztl. Wochenschrift Nr. 46. 1915.
185. **Zilz**, Kriegszahnärztliche Beobachtungen und Erfahrungen. Österr. Zeitschr. f. Stomatologie. 1915. Heft 12.
186. — I., Ein Jahr klinische Tätigkeit im Felde. Österr.-Ung. Vierteljahresschr. f. Zahnheilk. 1916. Heft 1.
187. — Ergebnisse der bisherigen Kriegserfahrungen auf dem Gebiete der Kieferverletzungen. Österr. Zeitschr. f. Stomatologie 1916. Heft 4.
188. **Zuckerkandl, O.**, Über Wundbehandlung im Kriege. Deutsche med. Wochenschr. 1915. Nr. 514.

Ursachen und Folgen der Kieferverletzungen.

In einem Aufruf amerikanischer Zahnärzte zwecks Gründung eines amerikanischen Speziallazarettes für Kieferverletzte in Paris wird die Zahl der Kieferverletzungen bei Franzosen und Belgiern in den ersten neun Kriegsmonaten mit rund 56 000 angegeben. Wenngleich nicht festgestellt werden kann, ob diese Zahl aus tatsächlichen statistischen Unterlagen oder durch Verwertung der Erfahrungen früherer Kriege aus der Gesamtzahl der Verwundungen gewonnen ist, so verhilft sie doch zu einer annähernden Vorstellung über die zahlenmäßige Bedeutung der Kieferverletzungen in dem bald dreijährigen Weltkrieg. Nach den nur spärlich vorliegenden Berichten vom Kampfplatz und aus den vordersten Sanitätsformationen scheint der Prozentsatz der Kieferverletzungen gestiegen zu sein gegenüber den statistischen Ergebnissen der letzten großen Kriege, wonach 10 % aller Kriegsverletzungen auf Kopfwunden und von diesen 60 % auf Gesichtswunden entfallen. Bei den Gesichtsverletzungen gelten in der Mehrzahl die Kiefer als mit beteiligt. Im gegenwärtigen Kriege sollen die Kopfverletzungen bis zu 13 % betragen und von diesen nach den übereinstimmenden Angaben von **Fischer** (Westen) und **Zilz** (Osten) bis zu 70 % Gesichts- und Kieferverletzungen betreffen. Die Ursachen dieser Steigerung mußte man für den

Bewegungskrieg in dem Bestreben der modernen Geländetaktik nach Körperdeckung, in der Präzision der Gewehre und Zielsicherheit der Schützen suchen. Für den Stellungskrieg genügten allgemein die durch die Schützengräben geschaffenen Verhältnisse zur Erklärung. Gegenüber den Wirkungen der Schrapnells und ganz besonders der seit lange das Feld beherrschenden Granate bleiben diese Erklärungen unzureichend. Während noch Puljò[1]) in seinem Bericht über die letzten Balkankriege von einem Überwiegen der Verletzungen durch Gewehrgeschosse, von nur wenigen Schrapnell- oder Sprenggeschoßverletzungen und nur einer einzigen Granatverletzung der Kiefer zu berichten hatte, ist die Granatverletzung nahezu als die typische Verletzung des Weltkrieges anzusprechen. Nach den übereinstimmenden Angaben aller übertrifft die Zahl der reinen Unterkieferverletzungen im Kriege die der Oberkiefer um ein mehrfaches. Nur Pósta beobachtete eine größere Häufigkeit von Oberkieferschüssen. Die von diesem Autor zur Erklärung seiner Beobachtung herangezogene Deckung der unteren Gesichtshälfte bei der Stellung mit Gewehr im Anschlag bezieht sich nur auf Infanteriekämpfe. Das gleiche gilt für die ähnlichen Erklärungen einer vereinzelt beobachteten größeren Häufigkeit der linksseitigen oder nach v. Arkövy rechtsseitigen Kieferverletzungen. Seit Einführung des Stahlhelms sollen weniger Kopfschüsse vorkommen. Der Stahlhelm läßt ein Überwiegen der Gesichtsschüsse gegenüber den Schädelschüssen erst recht erwarten, doch hat es den Anschein, als ob auch der Prozentsatz gegenüber den Gesamtverletzungen geringer würde. Jedenfalls läßt sich aus den wenigen uns jetzt schon vorliegenden statistischen Angaben einiger Kieferlazarette der Heimat ersehen, daß die endgültige Gesamtzahl der Kieferverletzungen für Deutschland zwar groß, aber weitaus unter dem Maßstab der für Frankreich und Belgien gegebenen amerikanischen Zahl ausfallen wird.

Die Häufigkeit der Kieferverletzungen ist neben der rasch sich verbreitenden Erkenntnis von der Notwendigkeit einer möglichst frühzeitig einsetzenden Spezialbehandlung mit ein Hauptgrund, daß in allen kriegführenden Ländern Mittel- und Westeuropas die Speziallazarette für Kieferverletzte gegründet und ausgebaut wurden. In Deutschland wurde diesem Bedürfnis frühzeitigst entsprochen. In der Kriegssanitätsordnung von 1907 war die zahnärztliche Hilfe bei Kieferverletzungen vorgesehen und organisiert. Nach den Mitteilungen von Williger waren den Kriegslazaretten Zahnärzte zugeteilt, die die Spezialbehandlung der Kieferverletzungen bis zum möglichst raschen Abtransport in ein Heimatlazarett übernehmen sollten. Ein zu diesem Zweck von Schröder zusammengestellter Material- und Instrumentenkasten war im Etat der Kriegslazarette aufgenommen. In den während der letzten Friedensjahre stark im Ausbau begriffenen Militärzahnstationen fanden sich die Anlagen der Kieferstationen der Heimatlazarette. Bei Kriegsausbruch stellten sich neben rein militärischen Organisationen die wie in Straßburg gleich in den ersten Kriegstagen als selbständige Speziallazarette erstanden, mit Genehmigung ihrer Behörden die meisten zahnärztlichen Kliniken der Universitäten als Hilfslazarette zur Verfügung. In großen Garnison- und Reservelazaretten wurden besondere Abteilungen als Kieferstationen unter zahnärztliche Leitung gestellt.

---

[1]) Puljò Athanas: Die Kieferfrakturen im Serbisch-Türkischen und Serbisch-Bulgarischen Kriege. Österr.-Ungar. Vierteljahresschr. f. Zahnheilk. 1914. Heft 3.

Anderwärts gelang es in den ersten Wochen und Monaten der Hilfsbereitschaft organisatorischer Zahnärzte wie Bruhn (Düsseldorf) und Warnekros (Berlin) mit Hilfe privater Opferwilligkeit Privatlazarette für Kieferverletzte zu gründen, die sich sofort der tatkräftigen Unterstützung der Sanitätsbehörden erfreuten und von diesen als Reservelazarette übernommen wurden. So war in Deutschland nahezu von vornherein ein Zustand geschaffen, der nur noch der beweiskräftigen Leistungen der Zahnärzteschaft bedurfte, um sich zur gegenwärtigen Organisation der Kieferbehandlung in den Kriegslazaretten und in weit über 50 zum Teil sehr großen Speziallazaretten in der Heimat zu entwickeln. In Österreich-Ungarn kam es frühzeitig zu einer ähnlichen Entwicklung. Auch Frankreich (Lyon, Paris) und England (Neuilly) gelangten zur Gestaltung gleichartiger Spezialkriegslazarette. Eine einzigartige Organisation besitzt Österreich in einer „mobilen Kriegszahnklinik", einer Art Speziallazarett, in dem nach den Angaben des Kommandanten Zilz zwar nicht alle Verwundeten bis zur Wiederherstellung verbleiben, aber in dem keine provisorische, sondern in jedem Fall eine definitive Spezialbehandlung der Kieferverletzung vorgenommen wird. Im allgemeinen erfolgt die definitive Spezialbehandlung der Kieferbrüche überall in den Kieferlazaretten der Heimat.

Verletzungen der Kiefer.

Die Verletzungen der Kiefer nehmen infolge einer Reihe von Besonderheiten des anatomischen Baues, der Lagebeziehung und der Funktion des Kieferapparates eine Sonderstellung unter allen Verletzungen des menschlichen Körpers ein. Die ausgeprägtesten dieser Besonderheiten sind in erster Linie das Herausragen der im praktischen Sinne starr mit dem Kieferknochen verbundenen Zähne aus allen knochendeckenden Weichteilen und das nahezu einzigartige Gelenksystem, das den Unterkiefer mit der Schädelbasis verbindet. Die unmittelbare Nachbarschaft der Mundhöhle hat zur Folge, daß Kieferbrüche mit Weichteilverletzungen, selbst wenn die Kommunikation mit der Mundhöhle nur infolge Abhebung der Schleimhaut durch das Zahnfach oder durch den Pulpakanal eines defekten Zahnes erfolgt ist, als komplizierte Knochenbrüche besonderer Art anzusehen sind. Obwohl die Mundhöhle auch bei chirurgischer Betrachtungsweise als Einstülpungsbucht der äußeren Körperoberfläche angesprochen werden kann, so geben ihr doch, neben allen anderen physiologischen Beziehungen, schon ihre Auskleidung mit Schleimhautepithel und ihr Gehalt an einer chemisch und bakteriell geladenen Flüssigkeit auch im chirurgischen Sinne eine Sonderstellung.

Allen diesen Besonderheiten der Kieferverhältnisse entsprechen auch die besonderen Gesichtspunkte, von denen aus neben den allgemeinen Gesichtspunkten sowohl die Folgen als auch die Behandlung der Verletzungen der Kiefer zu betrachten sind.

Die allgemeinen Erfahrungen, die über Kriegsverletzungen gesammelt wurden, gelten auch für Kieferverletzungen. Dies gilt namentlich bezüglich der jede praktische Möglichkeit erschöpfenden Mannigfaltigkeit der Verletzungsarten und der Vielgestatigkeit der Wirkungen der verschiedenen Geschosse. Die Kieferverletzungen durch Einwirkung einer stumpfen Gewalt (Quetschung, Sturz, Schlag u. dgl.) werden allgemein mit denselben Bildern wie die entsprechenden Unfallverletzungen in Friedenszeiten beschrieben. Bei den Kriegsverletzungen hat sich nur der Prozentsatz der Häufigkeit dieser Verletzungsursachen gegenüber den Friedenszeiten umgekehrt. Die Kieferverletzungen durch die Geschoßwirkung treten weitaus in den Vordergrund. Diesen beiden Hauptgruppen der Verletzungsursachen gegenüber sind alle anderen Verletzungsarten, wie Stich, Pfeilung, Pfählung und Verbrennung als Einzelfälle anzusehen. Harry Schröder berichtet von einem Fall, bei dem durch Explosion einer Mine in unmittelbarer Nähe der durch die Explosion verursachte Kieferbruch von Verbrennung begleitet war. Im Straßburger Lazarett kam eine Verletzung zur Beobachtung, bei der durch

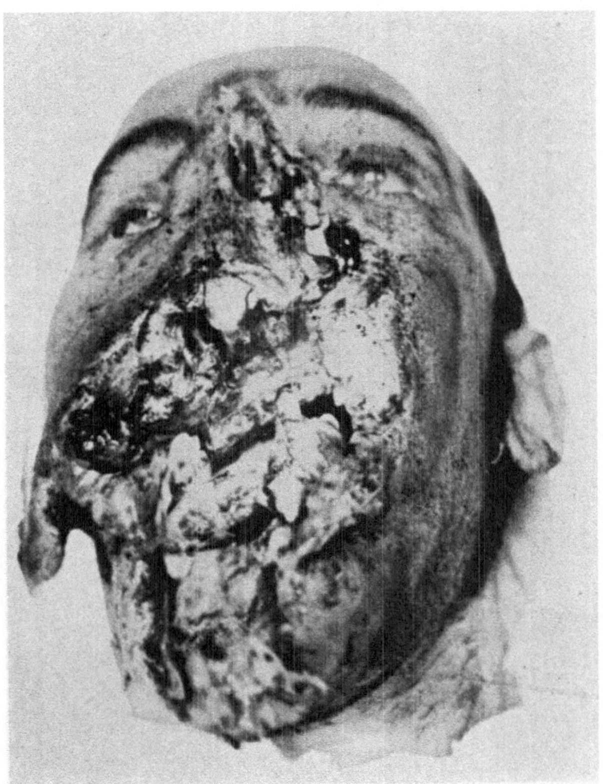

Abb. 1. Granatverletzung.

Explosion einer in den offenen Mund geratenen Leuchtkugelrakete die Fragmente des zertrümmerten Ober- und Unterkiefers von innen nach außen in allen radiären Richtungen getrieben wurden und die von einer ausgedehnten, derart hochgradigen Verbrennung begleitet war, daß die Ränder der Knochensplitter und Schleimhautfetzen verkohlt waren.

Die weitüberwiegende Mehrzahl der Kriegsverletzungen der Kiefer sind Schußverletzungen. Auch hier finden sich in der Kriegsliteratur über Kieferverletzungen die allgemeinen Erfahrungen über die verschiedenen Wirkungen der einzelnen Geschoßarten, wie Granate, Schrapnell und Gewehrgeschoß bestätigt. Alle Geschoßwirkungen hängen in erster Linie von der Gestalt und Einfallsgeschwindigkeit des Geschosses und dem Einfallswinkel zwischen Geschoßbahn und Oberfläche des getroffenen Gesichts- und Kieferteiles ab. Dazu kommt die physikalische Beschaffenheit des Geschosses und des getroffenen Zieles. Granatverletzungen sind so endlos vielgestaltig wie die Granatsplitter. Beim Querschläger kann die Wirkung eines Gewehrgeschosses den ausgedehnten Granatverletzungen gleichen. Die Einschußöffnungen sind in der Regel geringer als die Ausschußöffnungen. Das Größenverhältnis beider ist abhängig von der Länge der zurückgelegten Geschoßbahn. Für das moderne Infanteriegeschoß gibt es ein Optimum der Entfernung, das von Misch-Rumpel für Gesichts- und

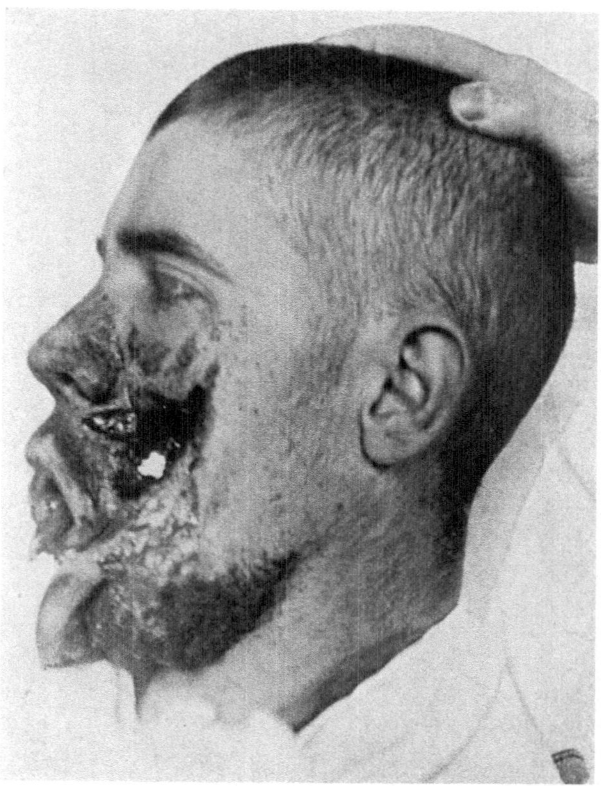

Abb. 2. Gewehrschuß (Einschuß).

Kieferverletzungen zwischen 600 und 700 m angegeben wird. Aus dieser Entfernung können Durchschüsse von Gesichtsweichteilen und der lamellösen Teile des Oberkiefers sehr kleine und nahezu gleichgroße Ein- und Ausschußöffnungen haben. Die Zunahme der Geschoßgeschwindigkeit bei Schüssen aus kürzerer Entfernung und die Abnahme der Drallwirkung bei Schüssen aus größerer Entfernung bedingen das Größenverhältnis zwischen Einschuß und Ausschuß, das der Geschwindigkeit des Geschosses direkt und der Drallwirkung umgekehrt proportional ist. Nahschüsse durch Gewehr können infolge explosionsartiger Wirkungen ähnliche Verletzungen wie Querschläger und Granatstücke verursachen. Das seltener gewordene Schrapnell ist bezüglich seiner mechanischen Wirkungen als das am wenigsten zerstörende Geschoß anzusehen. Abb. 1 zeigt eine Granatverletzung mit ausgedehnter Ober- und Unterkieferzertrümmerung und aller angrenzenden Teile des Gesichtsschädels; Abb. 2 und 3 die Wirkung eines Nahschusses aus 20 m Entfernung aus einem deutschen Infanteriegewehr und das Verhältnis von Einschuß (links) zum Ausschuß (rechts). Die Knochenzertrümmerung des Ober- und Unterkiefers durch den Gewehrschuß entsprach annähernd der in Abb. 1 dargestellten Granatverletzung. Bezüglich der Weichteile zeigt Abb. 2 das typische Bild eines durchschlagenden Gewehrschusses, bei dem der Abschuß der Weichteile in geringerem Grade erfolgt, als bei Granat-

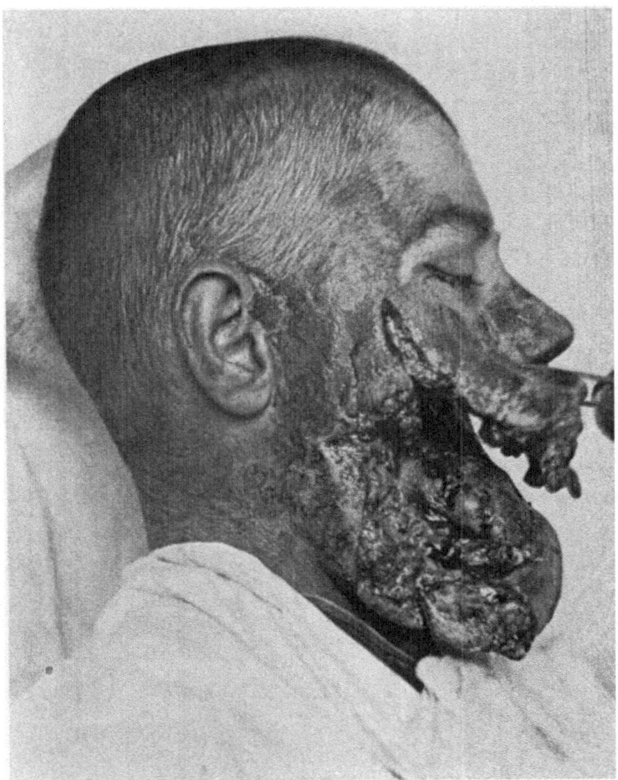

Abb. 3. Gewehrschuß (Ausschuß).

verletzungen. Die Aufnahme der Ausschußseite in Abb. 3 hingegen zeigt, wie sehr gerade bei Gesichtsverletzungen die Wirkungen eines Infanterie-Nahschusses denen der Granatsplitter auch bezüglich der Weichteile gleichen können. Mundöffnung und Mundhöhle begünstigten das Durchreißen der Weichteilbrücken beim Durchschuß, so daß kein geschlossener Schußkanal, sondern eine derart tiefe Schußrinne entstand, daß sich der mittlere Gesichtsteil mit den daranhängenden Resten des Oberkiefers wie eine in der Linie der Orbitalbögen befestigte Maske abheben ließ. Dadurch erscheint das Gesicht ähnlich den Granatverletzungen wie aufgepflügt.

Infolge der geringen Weichteildeckung werden bei Kieferverletzungen die zerfetzenden Geschoßwirkungen durch die als indirekte Geschosse wirkenden mit-

gerissenen Zähne, Knochenstücke und Teile künstlichen Zahnersatzes, die Zilz
als Sekundärprojektile bezeichnet, noch bedeutend verstärkt. Diese indirekten

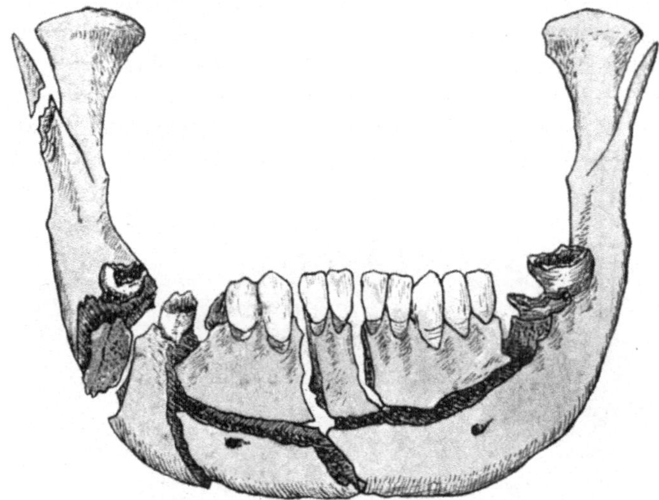

Abb. 4. Gewehrschuß.

Geschosse können ähnlich den nach dem Einschlag sich teilenden Granat-
splittern die verschiedensten Richtungen im Körper nehmen, und bei einem

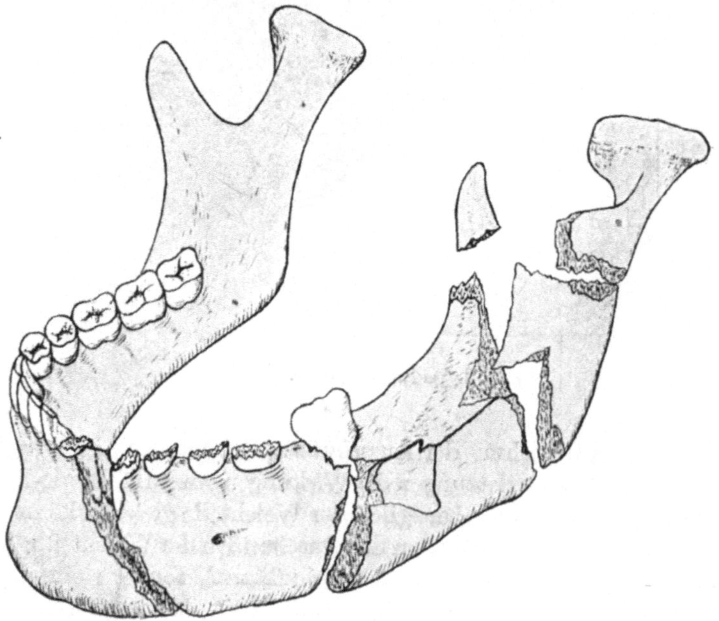

Abb. 5. Granatverletzung.

Einschuß entweder mehrere Ausschußöffnungen oder sich verzweigende Schuß-
kanäle hervorrufen. Pfaff erwähnt einen Todesfall durch Steckschuß eines
in die Lunge vorgetriebenen Molaren.

Dem Mangel eines größeren Weichteilschutzes entspricht die Häufigkeit ausgedehnter Zertrümmerung der Kieferknochen, insbesondere des Unterkiefers durch ein einziges Geschoß. Ähnlich den Weichteilverletzungen stimmen auch die Knochenverletzungen durch die verschiedenen Geschoßarten vielfach überein. Dies gilt vor allem für die ausgedehnten Zertrümmerungen des Unterkiefers.

Die Unterkieferschußbrüche der Abb. 4 sind durch ein Gewehr und die der Abb. 5 durch ein Granatgeschoß verursacht. In beiden Fällen wurde der Unterkiefer seitlich in seiner hinteren Hälfte, bei Abb. 4 von innen in der hinteren

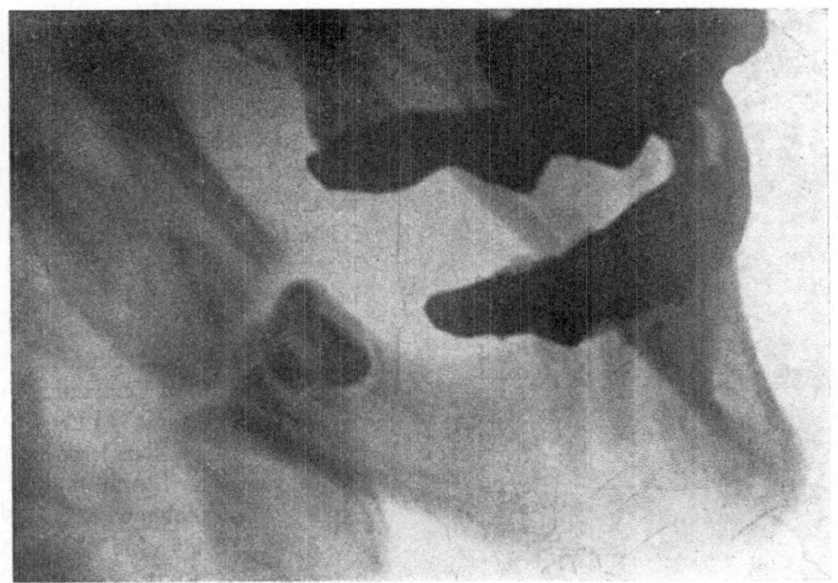

Abb. 6. Fraktur am Weisheitszahn.

rechten Molarengegend und bei Abb. 5 von außen unterhalb des linken Kronenfortsatzes einmal getroffen. ' Die Zeichnungen sind nach Präparaten angefertigt, die bei der Sektion gewonnen wurden. Die an beiden Präparaten fehlenden abgetrennten Kronenfortsätze wurden ergänzt. Das erste Präparat entstammt dem Fall der Abb. 2 und 3. Der Tod erfolgte am 11. Tage durch Aspirationspneumonie; das zweite Präparat stammt von einem Fall, der zwei Tage verwundet im Wald lag und sterbend ins Straßburger Kieferlazarett eingeliefert wurde. Außer der Unterkieferverletzung und der ausgedehnten Zertrümmerung des linken Oberkiefers war die linke Orbita mit Auge völlig zerstört, ebenso Nase, Nasenbein und Siebbein. Ferner lag Bruch der Schädelbasis am Tegmen orbitae und tympani mit Gehirnblutung vor. Die zerfetzten Weichteile der ganzen linken Gesichtsseite hingen über den freiliegenden Unterkieferknochen herab. Beide Präparate zeigen indirekte Brüche, von denen aber nur in Abb. 5 der Bruch durch das Alveolarfach des linken Eckzahnes als typischer indirekter Kieferbruch angesprochen werden kann. Höchstens könnte noch der Bruch am Weisheitszahn als typisch angesehen werden, da auch diese Stelle ebenso wie die Mittellinie zu den schon lang bekannten Prädilektionsstellen indirekter Kieferbrüche gehört. Diese Prädilektionsstellen haben allgemein auch bei den Kriegsverletzungen der Kiefer ihre Bedeutung behalten. Abb. 6 zeigt eine typische Fraktur durch das Zahnfach des noch nicht durchgebrochenen Weisheitszahnes. Der Abbruch des Kronenfortsatzes ist in Abb. 4 als indirekter, in Abb. 5 als direkter Bruch zu erklären.

Die angeführten Beispiele zeigen, daß sich eine einheitliche Systematisierung der Kieferschußverletzungen nach Geschoßarten nicht durchführen läßt.

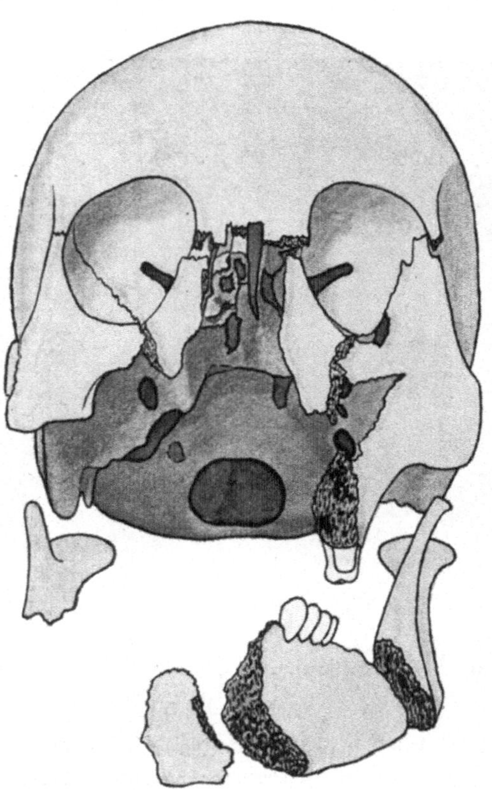

Abb. 7. Gesichtsschädelverletzung. (Zeichnung nach Abb. von Zilz.)

Die umfangreiche Kriegsliteratur über Kieferschußverletzungen bringt in einer Fülle von Angaben lediglich die Bestätigung der allgemein-chirurgischen Erfahrung, daß die typischen direkten Geschoßwirkungen durch sekundäre Momente, unter denen hauptsächlich anatomische und physikalische Beschaffenheit des getroffenen Körperteils hervorzuheben sind, mannigfaltig bis zum atypischen Verletzungsbild abgeändert werden können. So kann auch die bei Kieferschüssen mehrfach beschriebene Verletzung durch Dumdum-Geschosse nur in den allerseltensten Fällen lediglich vom diagnostischen Standpunkte aus einwandfrei nachgewiesen werden.

Abb. 7 zeigt eine ausgedehnte Knochenverletzung des Gesichtsschädels mit Zertrümmerung des Ober- und Unterkiefers. Die Zeichnung ist nach der photographischen Wiedergabe eines Präparates bei Zilz angefertigt. Schußrichtung von links oben nach rechts unten.

Bei Verletzungen durch Infanteriegewehr sahen wir häufig einen nahezu typischen Unterkieferschulterschuß. Nach schrägem Durchschuß des Unterkiefers von oben nach unten drang das Geschoß noch in die Schulter der Ausschußseite ein.

Todesursachen.

Die Mortalität ist im gegenwärtigen Kriege bei Kieferschüssen in den Heimatlazaretten äußerst gering. Die Größe des Prozentsatzes der im Feld durch Blutung oder Mitbeteiligung der Schädelkapsel Verstorbenen wird sich erst aus den Statistiken der vordersten Sanitätsformationen ermitteln lassen. Obwohl auch sehr schwere Verletzungsfälle in Deutschland und Österreich-Ungarn den Heimatlazaretten zugehen, scheint doch nach den Angaben von Harry Schröder (Westen) und Zilz (Osten) und nach unseren Erfahrungen im Straßburger Lazarett während der Vogesenkämpfe eine beträchtliche Zahl schwerster Kieferverletzungen verloren zu gehen. In Frankreich sollen nach den Mitteilungen des Schweizers Reutlinger bis zum März 1916 überhaupt keine ganz schweren Verletzungsfälle die Heimatlazarette erreicht haben. Da wir von der Mitbeteiligung aller anderen direkt bei der Verwundung getroffenen Schädelpartien absehen müssen, so kommen als Todesursachen bei reinen Kieferverletzungen lediglich indirekte Folgen der Kieferverletzung in Betracht.

Als unmittelbarste Todesursache kann die Kieferverletzung angesehen werden, wenn bei der Verwundung durch den Kiefer selbst eine Verletzung der Schädelkapsel erfolgt. Dies kann unter seltenen Umständen der Fall sein bei Stauchungen des Unterkiefers gegen das Dach der Gelenkgrube. Unter Zertrümmerungen der manchmal papierdünnen Knochenlamelle kann das Gelenkköpfchen in die Mittelhirngrube eindringen. Zu den unmittelbarsten Todesursachen bei Kieferverletzung ist auch die primäre Verblutung zu rechnen. Abgesehen von der direkten Karotisverletzung durch Geschoß oder Kiefersplitter ist nach Zilz auch im Felde die Blutung infolge primärer Gefäßverletzung durch die Geschosse sehr selten. Auch im Straßburger Lazarett waren die Blutungen, die eine Unterbindung der Arteria lingualis oder Carotis externa nötig machten, auf je einen Fall beschränkt. Immerhin liegen bereits jetzt schon eine Reihe von Berichten über die Notwendigkeit von Unterbindungen der äußeren, auch der gemeinsamen, Halsschlagader bei Kieferverletzungen aus dem Felde vor. Scheer berichtet von einer geringen Weichteilverletzung der unteren Gesichts- und der Halsgegend, bei der die lebensbedrohende Blutung aus der Labialarterie erst einige Zeit nach der Verletzung auf dem Truppenverbandplatz einsetzte, und nur durch sofortige Unterbindung der Carotis externa zu stillen war. Im allgemeinen ist die Gefahr einer Verblutung auch bei den schwersten Weichteilverletzungen so gering, daß v. Rottenbiller sie als nahezu gänzlich ausgeschlossen erklärt. Nach Misch neigen die Schußverletzungen des Gesichtes anfänglich zu starker Blutung, doch soll die Thrombusbildung durch Einrollen der Intima hauptsächlich bei der Arteria alveol. inf. begünstigt sein. In den Heimatlazaretten kommen naturgemäß nur die nicht mehr zu den unmittelbaren Verletzungsfolgen zu rechnenden Nach- und Spätblutungen zur Beobachtung. Nach Zilz ist innerhalb der ersten 4—5 Wochen besonders bei Splitterfrakturen mit häufigen Nachblutungen zu rechnen. Bei diesen Blutungen handelt es sich, wie Zilz auf Grund von Obduktionspräparaten feststellen konnte, in der Mehrzahl der Fälle um sekundäre Gefäßarrosion bei Drück von Splittern auf die Gefäße. Die Nachblutungen waren immer mit fortschreitenden Infektionsprozessen verbunden. Unter anderen berichtet auch Williger von bedrohlichen Spätblutungen innerhalb der ersten 5 Wochen, darunter eine starke Blutung aus der V. facialis communis bei einem Kanalschuß durch den unteren Teil der rechten Wange ohne gleichzeitige Kieferverletzung.

Eine eigentümliche frühhämorrhagische Erscheinung wurde in der Regio sternalis bei reinen Kieferverletzungen im Straßburger Kieferlazarett während der ersten heißen Kriegsmonate häufig beobachtet. In der uns vorliegenden Literatur findet sich dieses Phänomen nur von Urbantschitsch erwähnt. Die von diesem Autor gegebene Beschreibung nebst Abbildung deckt sich vollkommen mit den in unserem Lazarett gemachten Beobachtungen, nur können wir die von uns beobachteten Erscheinungen nicht als Hämatom, sondern

14*

müssen sie als Sugillationen ansprechen, die in Gestalt eines mit der Spitze
nach unten gerichteten, manchmal bis zum Schwertfortsatz reichenden gleich-
schenkeligen Dreiecks auftreten. Nach unserer Ansicht handelt es sich eher um
Blutaustritt aus den Kapillaren der oberflächlichen Rumpfvenen, deren Haupt-
stämme in ihren Verzweigungen einigermaßen die dreieckförmige Gestalt des
Sugillationsgebietes andeuten, als um Senkung von Blutextravasaten im Unter-
hautzellgewebe oder den oberflächlichen Faszienschichten. Irgendwelche weitere
Bedeutung dieser Frühblutungserscheinungen haben wir nicht bemerkt.

Mit an erster Stelle ist unter den bei Kieferverletzungen sofort gegebenen
Lebensbedrohungen die Erstickungsgefahr zu nennen. Durch Verlagerung
von Knochenstücken und Weichteilfetzen in den Pharynx, durch Aspiration von
Blut und vor allem durch das Zurücksinken der bei ausgedehnter Zertrümmerung
des horizontalen Unterkieferteiles ihres Haltes beraubten Zunge, tritt die Erstickungsgefahr so oft ein, daß sie unter den unmittelbaren Lebensbedrohungen
bei Kieferverletzungen der Häufigkeit nach an erster Stelle steht. Nach den
Mitteilungen von Bundschuh wird das Zurücksinken von Unterkieferfragmenten
und der Zunge hauptsächlich durch die Erschütterungen während des Trans-
portes aus den vordersten Sanitätsformationen ins Feldlazarett begünstigt,
weshalb Bundschuh bei schweren Mundbodenverletzungen die Anlegung
eines Zungenzügels schon beim ersten Verband empfiehlt. Derselben Gefahr
steuern auch in erster Linie die zahnärztlichen Not- und Extensionsverbände.
Von der Größe dieser Gefahr zeugen auch die besonders in den ersten Kriegs-
zeiten und an den Orten des Bewegungskrieges häufig in den vordersten Sanitätsformationen vorgenommenen Tracheotomien. Mit dem wachsenden Ausbau
der zahnärztlichen Organisation in der Front scheint sich die Zahl der Tracheotomien bei Kieferverletzungen verringert zu haben.

Zu den bedrohlichsten Folgeerkrankungen der Kieferverletzungen ist in
erster Linie die Aspirationspneumonie zu rechnen. Nach den Mitteilungen von E. Lickteig aus dem Straßburger Lazarett besteht diese Gefahr
auch noch während der ersten Tage nach der Verletzung und beruht zum
größten Teil auf dem Ausfall der Schluckreflexe. Aspiration von Fremdmaterial kann noch lange Zeit nach Abheilung der Gesichtsverletzung zur
Lebensgefahr werden. Williger beobachtete einen Todesfall $^3/_4$ Jahr nach
der Kieferschußverletzung durch Pleuritis infolge eines Verdichtungsherdes
im rechten Unterlappen, der mit größter Wahrscheinlichkeit von einer Blut-
aspiration unmittelbar nach der Verletzung herrührte. Einen besonderer Einfluß der infolge Kieferschuß entstandenen Schädigungen der Lunge auf etwaige
latente Herde spezifischer Infektion konnte in unserem Lazarett nicht festgestellt werden. Auch finden sich in der Kriegsliteratur keine diesbezüglichen Angaben, desgleichen sind uns keine besonderen Schädigungen des Magendarm-
traktus nach Kieferverletzungen bekannt geworden.

Den allgemeinen Wundinfektionen sind die Kieferverletzungen in gleicher
Weise wie alle Verletzungen der Körperoberfläche ausgesetzt. Die Mitbeteiligung der Mundhöhle schließt sogar von vornherein einen aseptischen Wundverlauf aus. Dennoch sind stärkere Infektionsprozesse nach Kieferverletzungen selten. Sogar das bei Gesichtsverletzungen häufige Erysipel tritt
während der ersten Zeit nach der Verletzung verhältnismäßig in geringem
Prozentsatz auf. Misch hebt die im gegenwärtigen Krieg bestätigte alte Er-

fahrung hervor, daß kleine unscheinbare Verletzungen in der Gegend des Naseneinganges und der Lippen die häufigsten Eingangspforten für die Streptokokken bilden. Bei Oberkieferverletzungen wird Erysipel häufiger beobachtet. Von Lindemann und anderen sind vereinzelt Fälle schwerer allgemeiner Sepsis beobachtet worden.

Auch Tetanuserkrankungen sind nach Kieferschußverletzungen sehr selten. Insbesondere stimmen die Beobachtungen aus dem Westen in der Betonung der Seltenheit überein. Im Feldlazarett sah Fischer unter 200 Fällen von Kieferschuß keine einzige Tetanuserscheinung. Das gleiche gilt bis jetzt für das Gesamtmaterial des Straßburger Kieferlazaretts. Nach Reutlinger war auch in Frankreich (Lyon) unter 4300 Kieferverletzungen kein einziger Tetanusfall vorgekommen. Allgemein wird diese Erscheinung auf die im Westen bei allen Kriegsführenden frühzeitig durchgeführte prophylaktische Antitoxininjektion zurückgeführt. Aus dem Osten berichtet Zilz von 4,8 $\%$ Tetanus mit 100 $\%$ Mortalität. Auch Pfaff hat des öfteren Tetanus nach Kieferverletzungen im Heimatlazarett beobachtet. Bruhn erwähnt in der Düsseldorfer Statistik 2 Fälle. Noch seltener wie Tetanus scheint bei reinen Kieferschußverletzungen echte Gasphlegmone zu sein. Nach Bier sind anaërobe Infektionen bei Verletzungen des Gesichtes und besonders des Mundes eine derartige Seltenheit, daß diese Erscheinung von ihm als Stütze seiner Ansicht von dem besseren Gedeihen der Anaërobier in einem von zerrissenen und gequetschten Muskelmassen gebildeten Nährboden mit verwertet wird. Feiler betont, daß er während der ersten 18 Kriegsmonate, auf die sich sein Bericht erstreckt, bei Gesichtsverletzungen keine Gasphlegmone beobachtet hat. Für das Straßburger Kieferlazarett können wir diese Erfahrung bis jetzt bestätigen. Die von uns verschiedentlich beobachteten Hautemphyseme hatten alle mit Gasphlegmone nichts zu tun. Von Truppenärzten ist uns mündlich über vereinzelte Fälle aus dem Westen berichtet worden, Aus dem Osten beschreibt Zilz einen Fall von Gasphlegmone nach Kieferschuß, der am 4. Tage zum Exitus kam. Mayrhofer berichtet über einen leichteren Fall, der nach der ersten Inzision einen günstigen Verlauf nahm. Bis zur Berichtszeit Reutlingers war auch in den in Lyon zentralisierten Kieferlazaretten kein Fall von Gasphlegmone beobachtet worden. Die Annahme dieses schweizerischen Autors von der größeren Häufigkeit dieser Infektion nach Kieferschuß in Deutschland kann nur auf einer zufälligen Falschorientierung beruhen. Damit erledigt sich auch seine Vermutung von der Überlegenheit der französischen Wundbehandlung bezüglich der Erreger dieses Gasbrandes.

Glottisödem scheint ebenfalls sehr selten und meist nur im Anschluß an Erysipel zur Beobachtung gekommen zu sein. Im Gegensatz dazu treten perimaxilläre und Mundbodenphlegmonen auch bei kleineren Verletzungen öfters auf, aber fast immer wurde ein günstiger Ausgang erreicht. Nicht ganz so selten wie diese Infektionen kommt Pyocyaneus als Frühinfektion bei Kieferverletzten zur Beobachtung, doch stimmen alle Angaben über die Gutartigkeit dieser Erkrankung überein. Bei Kieferverletzten beobachtet v. Rottenbiller sehr oft chronische Anginen und Tonsillitiden, die er nach dem Vorgange Päßlers auf die Infektionsherde der Mundhöhle zurückführt. Unsere Beobachtungen berechtigen uns nicht, im Sinne Päßlers von einer größeren Häufigkeit dieser Erkrankungen bei Kieferverletzten zu sprechen. Auch die

vereinzelt gemachte Annahme, daß septische Einflüsse von der Mundhöhle
die Ursache von Herzschädigungen werden können, findet trotz äußerst ungünstiger Verhältnisse der Mundhöhle bei Kieferverletzten in den allgemeinen
Erfahrungen keinen bestätigenden Anhalt. In einer soeben erschienenen
Arbeit weist Hofbauer auf die Folgen der Mundatmung bei Kieferverletzten
auf Bronchen und Lungen hin. Danach besteht große Neigung zu Bronchitiden
und sehr häufig Schalldämpfung.

Von sonstigen besonderen Wundkomplikationen sind noch die durch den
Faszienverlauf im unteren Gesichts- und Halsgebiet begünstigten Senkungsabszesse zu erwähnen. Senkungsabszesse gehören auch zu den Komplikationen,
die noch während des späteren Wundverlaufes bedrohlich werden können. Bei
sog. verschleppten Fällen, die erst verspätet in besondere Kieferbehandlung
kamen, konnte Lindemann wiederholt sogar Mediastinal- und subphrenische
Abszesse beobachten. Auch erwähnt er in diesem Zusammenhang Fälle späterer
Sepsis und Osteomyelitis der langen Röhrenknochen. Müller berichtet einen
Todesfall nach Kieferschuß infolge metastatischer Leberabszesse.

Die unmittelbare Nachbarschaft von Ohr- und Mundbodenspeicheldrüse und der Zunge hat sehr häufig eine Mitverletzung dieser Organe bei
Kieferverletzungen zur Folge. Starke Blutungen sind auch bei tiefen Zungenwunden selten. Außer durch primäre Geschosse wird die Zunge hauptsächlich
durch Knochen- und Zahnsplitter und durch Teile zahnärztlicher Prothesen
verletzt. Vielfach wird hervorgehoben, daß die reichlich mit infektiösem Material beladenen Zahn- und Prothesensplitter in den durch sie verursachten
Wunden nur geringe Infektionserscheinungen hervorrufen. Als besonders
auffällig erwähnt Williger, daß auch Splitter von kariösen Zähnen, die stets
von Bakterien wimmeln, reaktionslos einzuheilen vermögen. Von Verletzungen
der Speicheldrüsen, die zu Fistelbildungen führen können, sahen wir nur wenig
Komplikationen.

Die mit den Kieferverletzungen verbundenen Nervenverletzungen
verursachen im allgemeinen geringe Beschwerden. Am störendsten sind die
Ausfallserscheinungen bei Fazialisverletzungen. Nach Williger haben Verletzungen des Hypoglossus raschen Schwund der Zungenmuskulatur zur Folge.

Bei Oberkieferschüssen ist meist die Kieferhöhle und vielfach die
Nasenhöhle mitbeteiligt. Daraus ergeben sich Komplikationen wie Kieferhöhlenempyeme und Nasenstenosen.

Von ohrenärztlicher Seite wird darauf hingewiesen, daß auch bei reinen
Kieferschüssen schwere Schädigungen des Innenohres beobachtet werden.
Im Düsseldorfer Kieferlazarett hat Loch 50 Fälle, darunter auch solche ohne
Beschwerden, auf Gehör und Gleichgewicht untersucht mit dem Ergebnis,
daß fast alle Oberkiefer- und viele reine Unterkieferschüsse schwere Innenohrschäden gesetzt hatten. Es fanden sich teils lokalisierbare Ausfälle in der
unteren Schneckenwindung, teils allgemeine Kochlearisschäden und in fast
allen Fällen Störungen der Vestibularfunktion einer oder beider Seiten. Von
Heimendinger wurden bis jetzt 95 Patienten des Straßburger Kieferlazarettes,
bei denen längere Zeit zurückliegende, direkte Kieferverletzungen vorlagen,
eingehend untersucht. Nach Ausscheidung aller Fälle, bei denen die Anamnese
Angaben von Gehörstörungen vor der Verletzung oder bei nahen Verwandten
ergab, wurden bei 43 % der Oberkieferfälle und bei 27 % der Unterkieferver-

letzungen sichere labyrinthäre Gehörstörungen nachgewiesen. Verkürzte Knochenleitung bei normaler Hörfähigkeit für Flüstersprache wurde bei einer weit größeren Anzahl festgestellt. Die Untersuchungen des Vestibularapparates bei denselben Patienten ergaben nur in seltenen Fällen objektiv nachweisbare Störungen. Dagegen waren Angaben über Schwindel häufig, noch häufiger wurden Angaben über Gleichgewichtsstörungen direkt nach der Verletzung gemacht, die seither verschwanden. Die Mitverletzungen des Ohres können ebenso wie die des Kehlkopfes oder der Augenhöhle und ihres Inhaltes den Charakter der Hauptverletzung haben und bedingen ein inniges Zusammenarbeiten der betreffenden ärztlichen Sonderdisziplinen.

Charakter und Form der Kieferbrüche.

Der anatomische und funktionelle Charakter der Kieferbrüche erhält sein Hauptgepräge durch die Störungen der Beziehungen zwischen Unter- und Oberkiefer. Die unmittelbarste dieser Beziehungen ist die Artikulation der Zähne. Zugrunde liegt ihr die Gelenkverbindung zwischen Unterkiefer und Schädelbasis. Die innigen Wechselbeziehungen zwischen Kiefergelenk und Artikulation der Zähne äußern sich schon bei der morphologischen und funktionellen Gestaltung beider Teile. In diesen Beziehungen ist daher auch der Gesichtspunkt zu suchen, von dem aus eine einheitliche Betrachtung der Gestalts-, Lage- und Funktionsänderungen der Kiefer und ihrer Teile möglich ist. Die gegensätzlichen Besonderheiten des anatomischen Aufbaues von Ober- und Unterkiefer geben in diesem Rahmen die unterordnenden Gesichtspunkte ab. Einer derartigen Betrachtungsweise lassen sich unschwer die verschiedenen in der Kriegsliteratur gegebenen Einteilungen der Kieferbrüche einordnen. Insbesondere ist dadurch ein einheitlicher Gesichtspunkt gegeben für die Dislokation, die hauptsächlich bei den mit dem Kiefergelenk in Verbindung verbliebenen Fragmenten eine Reihe typischer Merkmale aufweisen. Der Betrachtung der typischen Dislokationen werden, da von allen äußeren mechanischen Einwirkungen abgesehen werden muß, allgemein die Zugrichtungen der Muskeln zugrunde gelegt, die allein neben Quellung und Schrumpfung der Gewebe die Dislokationen eines Körperteiles verursachen können. Die Form der Dislokation wird aber mitbestimmt durch Widerstände, die hauptsächlich sich aus den Lagebeziehungen der Skelettteile ergeben. Solche Widerstände finden sich bei den Kiefern in der Artikulation der Zähne und des Gelenkes. Den Wirkungen der Öffnungs- und Schließmuskeln der Kiefer läßt das Kiefergelenk als ein System mehrfach gegliederter Gelenkverbindung einen weiten Spielraum.

Die Betrachtung eines einseitigen Kiefergelenkes läßt die Gelenkverbindung noch loser erscheinen als sie in Wirklichkeit ist. Der Unvollkommenheit der artikulierenden Knochenflächen entspricht die Anpassungsfähigkeit des Diskus. Außer durch den Bandapparat ist die Gelenkführung hauptsächlich durch die starre Verbindung der entsprechenden artikulierenden Teile beider Seiten bedingt, die in dieser Ausprägung unter allen Gelenken einzigartig ist. Vor allem ist die knöcherne Verbindung der beiderseitigen Gelenkköpfchen des Unterkiefers die Ursache für die Richtungsverschiedenheit zwischen der die Mitte der beiden Kieferköpfchen in querer Richtung verbindenden funktionellen Drehachse des Gelenkes und den sich am Vorderrand des Foramen occipitale schneidenden quergestellten Längsachsen der Kieferköpfchen und der

ihnen entsprechenden Gelenkflächen an der Schädelbasis. Die Senkrechte
auf der Drehachse liegt in der Sagittalebene, während die Senkrechte auf den
schräg nach hinten gestellten anatomischen Achsen der Gelenkteile vorn nach
der Medianebene abweicht. In der Richtung der Senkrechten auf den anato-

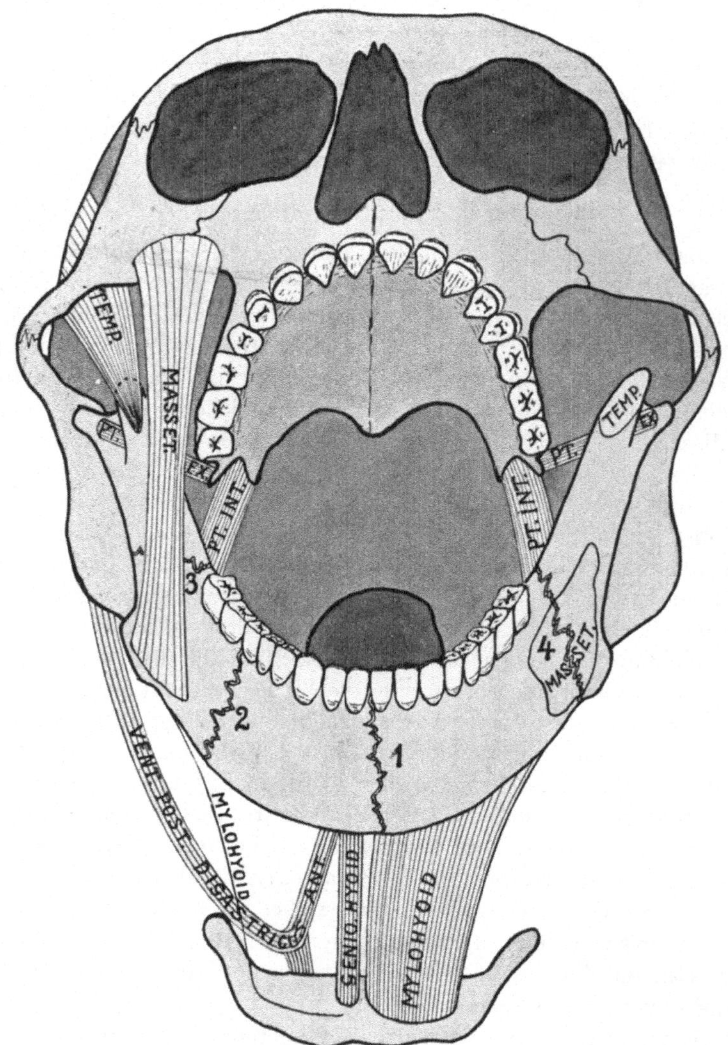

Abb. 8. Schematische Darstellung der Kiefermuskeln und typische Frakturlinien
des Unterkiefers.

mischen Querachsen ist die natürliche anatomische Stellung der Unterkiefer-
äste gegeben. Nur der lockere Gelenkzusammenhang ermöglicht diejenigen
vielgestaltigen Kieferbewegungen, die nicht in der auf der anatomischen Achse
senkrechten Ebene erfolgen. Trotz dieser Vielgestaltigkeit ist aber gerade
eine der natürlichsten Bewegungen, die gleichzeitige Verschiebung parallel
zu den sich entsprechenden anatomischen Achsen, infolge der starren Verbin-

dung der Unterkieferköpfchen unmöglich. Aus demselben Grunde sind ferner wie Riegner [1]) in seinen früheren Arbeiten über Kieferbewegungen hervorhebt, Drehbewegungen um eine horizontal in der Sagittalebene durch das Kiefergelenk gelegte Achse unmöglich. Diesen Umständen kann bei Trennung der starren Verbindung eine besondere Bedeutung für die Dislokation zukommen. Die beiderseitigen Kiefergelenke bilden eben eine funktionelle Einheit, die auf der festen Verbindung durch den Unterkieferknochen beruht. Eine Trennung dieser Verbindung durch Unterkieferbruch bedeutet daher immer eine funktionelle Störung des einheitlichen Unterkiefergelenkes. Art und Größe dieser Störung ist von dem Grade der Durchtrennung und von der Lagebeziehung der Durchtrennungsstelle zu den Muskelansatzpunkten abhängig. Eine stark schematisierte Darstellung dieser Beziehungen ist in Abb. 8 gegeben.

Die Muskeln einer Unterkieferhälfte zerfallen in die Schieber, die Schließer und die Öffner. Da infolge der Besonderheiten des anatomischen Gelenkbaues und der starren Verbindung der beiderseitigen Gelenkteile die Öffnungsbewegung nur unter gleichzeitiger Schiebung des Gelenkköpfchens nach vorn, die Schließung nur unter entsprechender Schiebung nach hinten vor sich geht und da die Schiebung an sich nur auf einer zur horizontalen schiefen Ebene, dem Tubercul. artic. erfolgen kann, so sind die Mm. temp., masset. und pteryg. int. als Schließer den Mm. mylohyoid., geniohyoid., digast. und pteryg. ext. als Öffner in zwei Hauptgruppen gegenüber zu stellen. Die Zugrichtungen von Muskeln derselben Synergetengruppe können antagonistische Komponenten haben, doch bleiben diese, wie das aus den experimentellen Untersuchungen Riegners hervorgeht, bei der normalen Gelenkverbindung in ihrer Wirkung beschränkt. Das gleiche gilt für die synergetischen, nach innen gerichteten Komponenten von Muskeln, die wie Pteryg. int. und die Öffner in erster Linie Antagonisten sind. Hauptsächlich diesen letzteren Komponenten wird durch eine Durchtrennung des Unterkiefers ein größerer Spielraum geschaffen, der durch die nach innen konvergierende natürliche Gelenkbahn des Kieferköpfchens an der Schädelbasis noch freier gestaltet wird. Die typischen Dislokationen aller, besonders der mit dem Gelenk in Verbindung verbliebenen Unterkieferfragmente weisen daher als durchgehendes Merkmal die Verlagerungsrichtung nach innen auf. Bei Überwiegen der Öffner ergibt sich daher die Verlagerung nach innen unten, bei Überwiegen der Schließer die Verlagerung nach innen oben als typische Hauptdislokation. Bei den mit dem Gelenk in Verbindung verbliebenen Fragmenten stellen sich die Dislokationen vom Gelenk aus betrachtet als Drehbewegungen dar, die um drei Hauptachsen erfolgen. Die erste Achse steht auf der Horizontalebene des Gelenkes senkrecht, die zweite ist die in der Horizontalebene liegende Drehachse und die dritte liegt in der Sagittalebene parallel zur Horizontalen. Die Drehungen um die erste Achse entsprechen am meisten den Normalbewegungen, die Drehungen um die zweite Achse entsprechen ihnen nur solange, als die Achse mit der normalen Drehachse zusammenfällt. Aber gerade durch die Innenverlagerung wird die Drehachse immer mehr in die Lage der anatomischen Gelenkachse gebracht, so daß die Gelenkstörung zu der normalerweise nicht möglichen gleichzeitigen

---

[1]) Riegner, Die Physiologie und Pathologie der Kieferbewegungen. Arch. f. Anat. u. Physiol. 1904. — Beiträge zur Physiologie der Kieferbewegungen. Arch. f. Anat. u. Physiol. 1906.

Drehung der beiderseitigen Kieferköpfchen um die anatomische Querachse führt. Die Drehung um die dritte Achse ist normalerweise nicht möglich und führt zu Kippbewegungen der Kieferfragmente.

Durch die Innenrichtung als dem Hauptmoment der Dislokation werden die Fragmente einander entgegengeführt. Dadurch können bei bestimmten Bruchformen die Fragmente in der Normalstellung fest aneinandergepreßt gehalten werden. Dies ist in der Regel der Fall bei Durchtrennung des Unterkiefers in der Symphyse. Durch Bruch des Unterkiefers in der Mittellinie nach Art der in Abb. 8 eingezeichneten schematischen Bruchlinie 1 entstehen zwei gleichartige Unterkieferfragmente, die infolge der Gleichmäßigkeit ihrer Führung bei typischer Wirkung aller Verlagerungsmomente keine Dislokation zueinander aufweisen. Für alle Bruchformen, die eine Dislokation ermöglichen, ergibt sich aus dem Zug nach innen eine Verkleinerung des sich aus den Projektionen der einzelnen Fragmente ergebenden unteren Kieferbogens. In diesem weiteren charakteristischen Merkmal der typischen Unterkieferdislokationen ist auch das von Loos bei Defekt in der Kontinuität hervorgehobene Moment des Zusammenrückens der Bruchenden enthalten, nur daß die Annäherung in der hierfür in Betracht kommenden Sagittalebene je nach Lage der Fraktur von Abweichungen in der Vertikalen und Horizontalen begleitet sein kann. Am stärksten kommt die Kombination dieser Abweichungen zum Ausdruck bei Durchtrennungen, die, wie die schematische Bruchlinie 2, in der vorderen Molarengegend den Unterkiefer in zwei ungleiche Fragmente zerlegt, von denen das hintere kleinere von keinem eigentlichen Öffner und das vordere größere von allen Hauptöffnern beider Seiten und dem Schließer der anderen Seite beeinflußt wird. Die unter Drehbewegungen erfolgende Verlagerung nach innen unten führt zu einer Verschiebung der Hauptzahnreihe medianwärts und damit nach der verletzten Seite zu. Die gleichzeitige Verschiebung des kleineren hinteren Fragmentes nach oben innen vorn hat eine Überlagerung des hinteren Fragmentendes durch das vordere zur Folge. Schröder bezeichnet diese typische Dislokationsform als förmliche Überlagerung des kleineren Fragmentes durch das größere. Die gleiche, nur weniger ausgeprägte Dislokationsform ist bei Brüchen nach Art der in Abb. 8 eingezeichneten Bruchlinie 3. Von der Bruchform 2 unterscheidet sich diese Bruchart vor allem dadurch, daß der Bruch nicht durch die Zahnreihe führt und dadurch ein hinteres zahnloses Fragment einem bezahnten gegenüberstellt. Die Folge davon ist, daß nur die Dislokation des vorderen Fragmentes die Artikulation beeinflußt, aber auch von ihr beeinflußt werden kann. Die Drehbewegungen des größeren Fragmentes sind in der Regel geringer, die des kleineren stärker. Infolge des Verbleibens von Schließmuskeln am größeren Fragment, sinkt das Fragmentende nicht herunter, sondern steigt nach oben rückwärts, so daß wie Misch-Rumpel hervorheben, Bißsperrungen um so eher eintreten können, je näher die Bruchlinie der Incisura mandibularis liegt. In demselben Verhältnis nimmt, wie allgemein hervorgehoben wird, die Verlagerung des Fragmentendes an Exkursionsweite ab. Eine besondere Stellung nimmt die durch den Masseteransatz führende Fraktur des Kieferwinkels nach Art der dem Schema eingezeichneten Frakturlinie 4 ein. Die allgemein beobachtete geringe Verlagerungstendenz der dadurch entstandenen Fragmente (siehe Abb. 6) wird von Wunschheim neben dem geringen Gegensatz der Muskelzugwirkungen auf das Zusam-

menhalten der Bruchteile durch die umpolsternden Muskelschichten zurückgeführt. In erhöhtem Maße ist aber auch bei diesem Ausfall von Dislokation
ähnlich wie bei der Mittellinienfraktur das Zusammenpressen der Fragmentenden
durch die sich entgegenstrebende Verlagerungstendenz nach innen beteiligt.
So bleiben in irgend einer Weise die Verlagerungen nach innen und die
durch sie bedingte Verkleinerung des Kieferbogens bei allen Unterkieferfrakturen als die typischen Merkmale der Dislokationen erkennbar.

In der Regelmäßigkeit dieser Erscheinungen gibt es je eine typische Ausnahme, die beide auf den durch die Durchtrennung des Unterkiefers ausgelösten
und durch den Bau des Kiefergelenkes ermöglichten antagonistischen Wirkungen
von Muskeln derselben Synergetengruppe beruhen.

Bei hinteren Gelenksfragmenten nach Brüchen hinter der schematischen
Bruchlinie 2, die ausschließlich nur noch der Wirkung der Kaumuskulatur
unterliegen, kommt hauptsächlich die antagonistische Wirkung von Masseter
und Pterygoideus internus zur Geltung. Von beiden ist der Pterygoideus der
schwächere. Auch ist die Unterstützung, die er durch den Pterygoideus externus
erfährt auf alle Fälle geringer als die Unterstützung des Masseter durch den
Temporalis. Daß trotzdem die Dislokation dieses Fragmentes in der Regel,
wie das aus den übereinstimmenden Angaben aller hervorgeht, nach innen
erfolgt, beweist die Mitbeteiligung der nach innen gerichteten anatomischen
Gelenkführung bei der Dislokation. Falls diese Gelenkführung infolge bestimmter
Stellung des Kieferköpfchens im Momente der Durchtrennung oder ähnlicher
Ursachen nicht zur Geltung kommt, so kann auch ohne Mitwirkung äußerer
Kräfte eine Dislokation eines hinteren Fragmentes nach außen
erfolgen. Diese Dislokation ist auch noch als typisch anzusehen. Von Land-
graf und Lindemann wird diese Art der Dislokation gelegentlich erwähnt.
Nach unseren Beobachtungen ist sie sogar ziemlich häufig.

Als zweite typische Ausnahme kann eine Verlängerung des unteren Kieferbogens durch die antagonistische Wirkung vom Pterygoideus externus zu den
Öffnern zustande kommen, wenn nach einer beiderseitigen Durchtrennung des
Unterkiefers bei doppelseitiger Fraktur nach Art der Frakturlinie 2, 3, 4 oder
einer Kombination zweier derselben, ein hauptsächlich von den Öffnern beein-
flußter Horizonzalteil gegen die von den Schließern nach oben und von Pterygoideus ext. nach vorn gezogenen hinteren aufsteigenden Fragmenten schräg
von unten vorn angepreßt wird.

Allen diesen typischen Dislokationen entsprechen auch typische Artikulationsstörungen, die sich alle in einer Verschiebung der Mittellinie entsprechend
der Dislokation nach innen und entsprechend den Drehungen im Kiefergelenk
in Änderungen des Niveaus der Kaufläche äußern.

Als typische Dislokation des Oberkiefers kann nur die Verlagerung nach
unten als Wirkung der Schwerkraft angesehen werden. Nur falls die Ansatzstelle des Masseter mit dem Fragment in Verbindung bleibt, wie das bei der
typischen Oberkieferfraktur 3 nach Lefort der Fall ist, wird die Verlagerung
nach unten durch die gleich gerichtete Zugwirkung des Masseter beherrscht.
Alle anderen Verlagerungen von Fragmenten des Oberkiefers sind von der
Zufälligkeit der äußeren Gewalteinwirkungen abhängig. Alle Verlagerungen
der Oberkieferfragmente äußern sich in erster Linie in Störungen der Artikulation.
Diese Artikulationstörungen bedeuten aber auch, ebenso wie die Artikulations-

störungen bei Alveolarbrüchen des nicht in seiner Kontinuität durchtrennten Unterkiefers mehr oder minder geringgradige Störungen der Gelenksbewegungen.

Die bei mehrfachen Frakturen losgetrennten Bruchstücke des Oberkiefers und die nicht mit dem Gelenk in Verbindung stehenden Fragmente des Unterkiefers folgen bei typischen Verlagerungen lediglich der Schwere und dem Zug der an ihnen inserierenden Muskeln. Bei den beiderseits abgetrennten Fragmenten des Horizontalteils des Unterkiefers äußert sich wiederum neben der Verlagerung nach unten der Zug nach innen.

Bei allen mit Weichteilverletzungen verbundenen Kieferverletzungen treten schon kurze Zeit nach der Verletzung zu den typischen Dislokations-

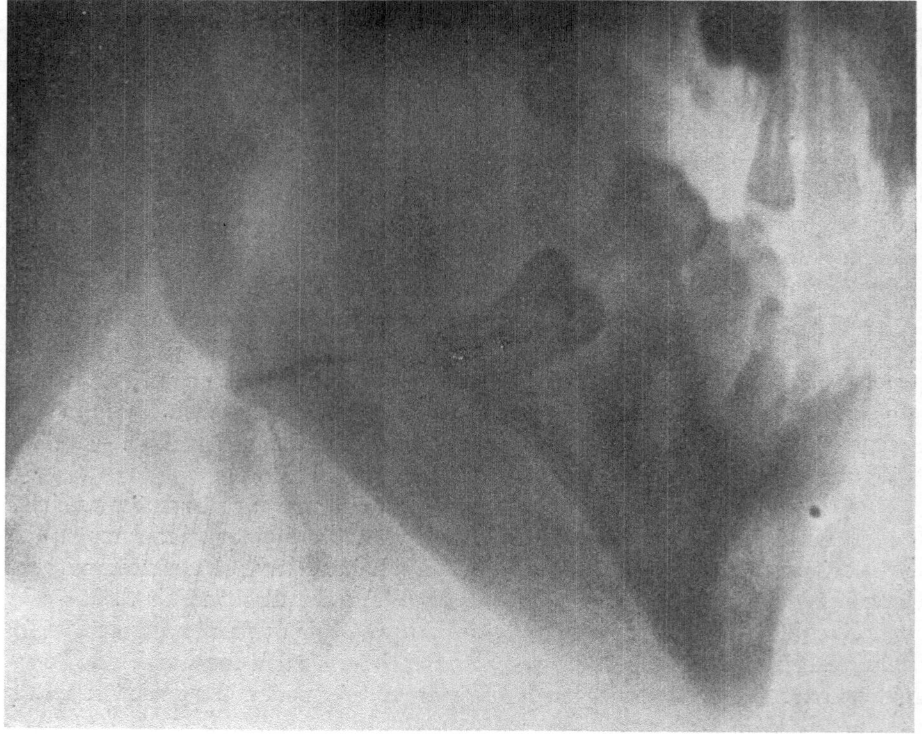

Abb. 9. Lochschuß.

momenten noch die aus Gewebsveränderungen wie Schrumpfung und Quellung sich ergebenden Momente. Bei der starken Schrumpfung der Schleimhautnarben sind es vor allem diese Narbenkontraktionen, die einen großen Einfluß auf die endgültige Stellung der Fragmente haben.

Einteilung der anatomischen Bruchformen.

Unter den vorstehenden Gesichtspunkten lassen sich die verschiedenen anatomischen Bruchformen in folgendem kurzen Überblick zusammenstellen.

Keine anatomischen Ursachen zu Störungen der aus Artikulation und

Kieferbewegungen bestehenden einheitlichen Gelenksfunktionen ergeben sich aus Teilbrüchen der Kieferkörper und ihrer unbezahnten Fortsätze. Hierher gehören alle Infraktionen, Teildefekte, wie z. B. die sehr häufigen keilförmigen Absprengungen in der unteren Hälfte des Kieferkörpers, Brüche des Kronenfortsatzes und vor allem die glatten Durchschüsse der nichtzahntragenden Teile des Ober- und Unterkiefers. Über die verhältnismäßige Häufigkeit derartiger Durchschüsse des Oberkiefers stimmen alle Angaben überein, ebenso wie über die Seltenheit von Lochschüssen des Unterkiefers. Abb. 9 zeigt den einzigen Fall eines Lochschusses des Unterkiefers aus dem Straßburger Lazarett. Unter dieser Gruppe lassen sich auch die reinen Zahnverletzungen einreihen. Hauptsächlich bei Kieferschüssen sind zwischen der ausgedehnten Zersplitterung des Zahnes und der vollständigen Luxation des ganzen Zahnes aus seinem Fach alle Beschädigungsformen der Zähne eine häufige Erscheinung.

Lediglich mit Artikulationsstörungen in erster Linie, die erst indirekt zu Störungen der Gelenksbewegung führen können, sind verbunden alle Oberkieferbrüche und die reinen Alveolarbrüche des Unterkiefers.

Zu direkten Gelenks- und Artikulationsstörungen sind anatomische Grundlagen gegeben bei allen durchgehenden Brüchen des bezahnten Horizontalteiles des Unterkiefers. Zu direkten Gelenks- und zu sekundären Artikulationsstörungen können alle durchgehenden Quer- und Längsbrüche des aufsteigenden Astes und des Kieferwinkels führen.

Eine Deckung der verschiedenen Symptomkomplexe ergibt sich bei Kombination verschiedener dieser Frakturen.

Diagnose.

Die Erörterungen über Dislokationen nehmen in der Literatur über Kieferbrüche einen weiten Raum ein, weil die Behebung der Dislokationen den Hauptteil der Kieferbruchbehandlung bildet. Auch wird die Diagnose der Kieferbrüche von dem Symptomenkomplex der Dislokation beherrscht. Einer direkten Betrachtung zugänglich sind die Artikulationsstörungen und die Verlagerungen bezahnter Teile. Die Lage der Knochenfragmente und die Stellung der Gelenkköpfchen ist zum größten Teil durch Palpation festzustellen. Bei Weichteilverletzungen ist auch meist ein Teil der Bruchlinie und Fragmente der Inspektion direkt zugänglich. Unterstützt werden Inspektion und Palpation durch Prüfung der Funktion. Bei der Funktionsprüfung werden auch die bei der Darstellung der typischen Dislokationsformen nicht berücksichtigten Ausfallserscheinungen infolge von Nerven- und Muskelschädigungen mit in Betracht gezogen. In den meisten Fällen läßt sich mit diesen Untersuchungsmitteln ein annäherndes Bild der Bruchformen bei frischen Kieferverletzungen gewinnen. Aber schon diejenigen Brucharten, die wie z. B. die indirekten Brüche des Kronenfortsatzes, zuerst zu gar keinem oder nur geringen Artikulations- und Gelenksstörungen führen, aber in der Folge Anlaß zu schweren Funktionsstörungen, wie Kieferklemmen, sein können, entziehen sich vielfach einem einwandfreien Nachweis bei der klinischen Untersuchung. In verstärktem Maße ist das der Fall bei Vorliegen mehrerer Frakturen. Noch weniger ausreichend ist die klinische Untersuchung bei sogenannten veralteten Fällen, wo durch Narbenkontraktur und Kallusbildung schon wieder ein festerer Verband zwischen den Fragmenten eingetreten ist. Auch der genaue Verlauf

der einzelnen Frakturlinien und die Beziehungen der Zähne zu den Frakturstellen entzieht sich meist der klinischen Feststellung. Gerade diese beiden
Momente können aber bestimmend für den Gang der Behandlung werden. Allgemein wird daher die Notwendigkeit betont, bei Kieferbrüchen den klinischen
Befund durch die röntgenologische Untersuchung zu ergänzen. An zahlreichen Krankengeschichten weisen Salamon und Szabo diese Notwendigkeit der Röntgenkontrolle für Diagnostik und später für die Therapie nach.

   Die Röntgendiagnose der Kiefer bedient sich hauptsächlich der Technik
der photographischen Aufnahme. Durchleuchtungen kommen fast nur in
Betracht beim ersten Nachweis von Geschoßteilen und sonstigen Fremd-

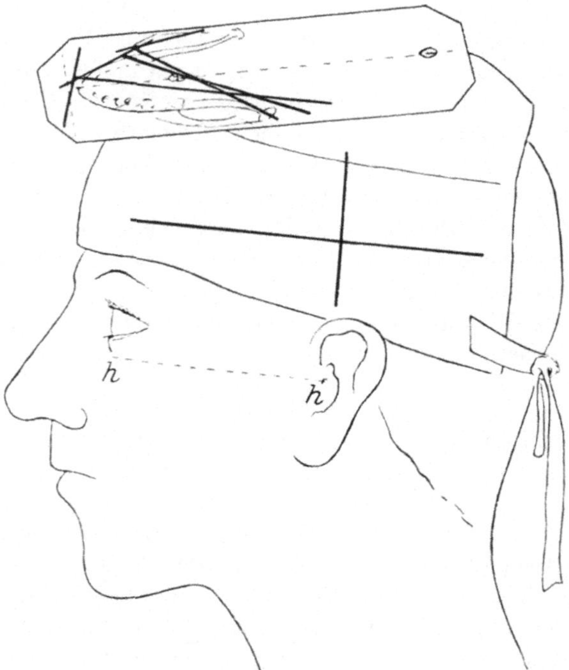

Abb. 10. Einstellkappe. (Aus Cieszynski.)

körpern. Auch kann das Durchleuchtungsbild unter Umständen bei Oberkieferfrakturen genügen, da es hierbei auf die Kenntnis der übrigens auch
durch Aufnahme infolge der Überlagerung der vielen Knochenlamellen nicht
immer darzustellenden genauen Verlaufsrichtung der einzelnen Frakturlinien
nicht so sehr ankommt. Auch gelegentlich der Beobachtungen der Bewegungen des Gelenkköpfchens können Durchleuchtungen zweckdienlich sein.
Dabei empfiehlt es sich den Schädel zu fixieren. Zur Gewinnung einer über-
sichtlichen Kieferaufnahme muß meist von der zur Platte senkrechten Richtung
des Hauptstrahles abgewichen werden. Dies kann sowohl durch Neigung der
Platte als auch durch Schrägstellung der Röhre oder besser durch beides geschehen. Aus diesem Grunde bewährt sich auch bei Kieferaufnahmen die
von Dieck hauptsächlich für Zahnaufnahmen eingeführte starr einstellbare
Markierung des Zentralstrahles. Besonders die Aufnahmen des Unterkiefers

erfordern zur Vermeidung von Überlagerungen der beiderseitigen Kieferhälften und der Wirbelsäule eine große Variation der Lagerung des Kopfes und der Stellung der Röhre. Bei Wahl des Statives empfiehlt es sich daher, auf die größte Gelenkigkeit Wert zu legen. Auch empfiehlt es sich bei der Aufnahme durch Aufbeißenlassen auf ein Korkstück oder dergleichen den Unterkiefer zu fixieren und die obere und untere Zahnreihe voneinander entfernt zu halten. Die Technik der einzelnen Aufnahmen ist von Hauptmeyer, Cieszynski und Schönbeck eingehend beschrieben. Im Kriegsatlas von Albers-Schön-

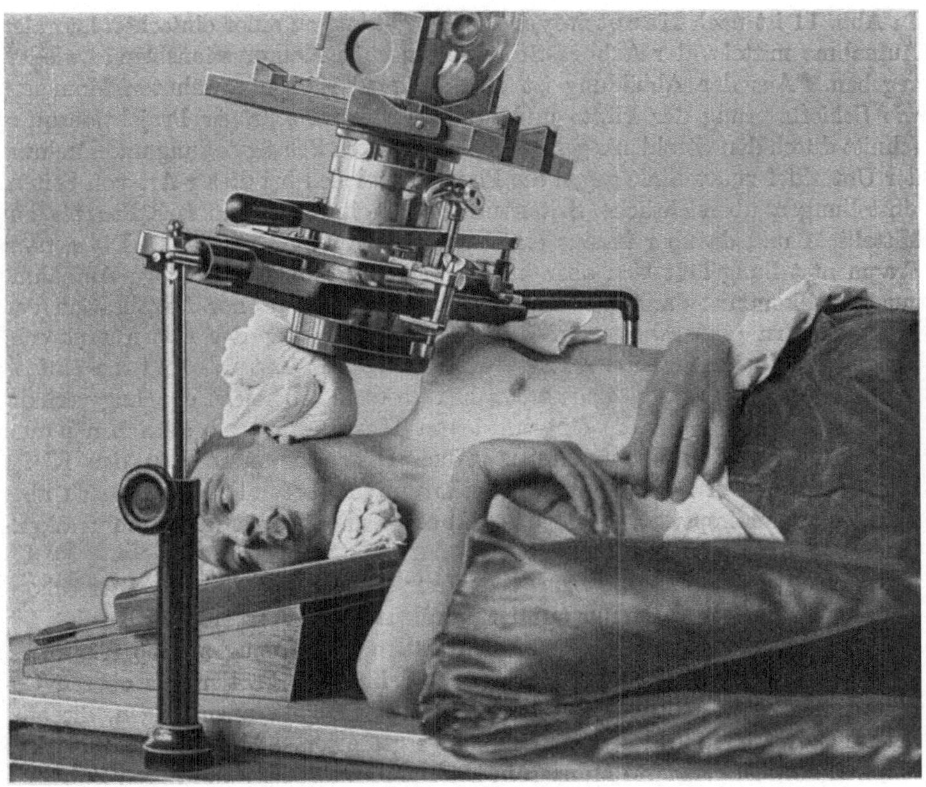

Abb. 11. Einstellung für Unterkieferaufnahme. (Aus Hauptmeyer.)

berg findet sich eine systematische Darstellung von Kieferaufnahmen durch Seefeld und auch die ganze übrige Literatur enthält eine Fülle von typischen Röntgenbildern der Kieferverletzungen.

Um die günstigste Lagerung der gewollten Kieferpartie auf die Platte und eine genaue Orientierung des Zentralstrahles, vor allem aber um eine Wiederholung derselben Aufnahme nach verschiedenen Zeitabschnitten zu ermöglichen, hat Cieszynski in einer Grundrißprojektion des Unterkiefers diejenigen Richtungen eingezeichnet, die bei Auflagerung des gewünschten Unterkieferabschnittes die günstige Einstellung des Zentralstrahles ergeben. An einer Kopfhaube wird diese Einstellklappe parallel zu der Frankfurter Ebene nach bestimmten Markierungslinien auf dem Schädeldach befestigt, und sowohl dem Kopf wie dem Haupt-

strahl die entsprechende Stellung gegeben (siehe Abb. 10). Dadurch und durch
weitere Markierungsvorrichtungen am Aufnahmetisch kann auch dem weniger
Geübten die besonders zur Kontrolle des Verheilungsverlaufes sehr zweckdien-
liche Wiederholung derselben Aufnahme nach früheren Notizen erleichtert
werden. Die von Cieszynski ausgebaute Methode ist eine Unterstützung
des notwendigen räumlichen Vorstellungsvermögens, das durch jede planmäßige
Aufnahmetechnik in Kürze ausgebildet wird. Da es sich bei genau eingestellten
Kieferaufnahmen immer nur um die Übersichtlichkeit einer kleinen Zone handelt,
so empfiehlt sich die Fixierung durch Kompression mittelst Tubusblende.
In Abb. 11 ist nach Hauptmeyer die Einstellung zu einer einfachen lateralen
Aufnahme mittelst der Albers-Schönbergschen Kompressionsblende wiedergegeben. Aus der Abbildung ist eine Reihe der oben erwähnten Momente,
wie Schieflagerung der Platte und des Kopfes und schräger Projektionsquer-
schnitt durch den Strahlenkegel ersichtlich. Durch Schrägstellung und Drehung
der Unterkiefermittellinie gegen die Platte lassen sich bei dieser Art von Seiten-
einstellungen übersichtliche Seitenaufnahmen einer Unterkieferhälfte bis zur
Mittellinie und darüber hinaus erzielen (siehe Abb. 32 und 48). Die genaue
Fragmentstellung läßt sich aber im allgemeinen durch eine einzige Aufnahme
nur unvollkommen darstellen. Hierzu dient ebenso wie zur Lokalisation von
Fremdkörpern eine zweite, auf der Aufnahmerichtung der ersten senkrecht
stehende Aufnahme. In der Regel sind die einfach Lateral- und die einfach
Frontalaufnahmen die geeignetsten. Eine bessere Übersicht der Lageverhältnisse bieten aber noch die eingehend von Hauptmeyer beschriebenen und
empfohlenen Stereoskopaufnahmen. Auch Stereoskopaufnahmen der Kiefer
können mit jedem Röhrenstativ gemacht werden; besonders eignen sich aber
spezielle Stereoskopstative, wie das Albers-Schönbergsche Kompressions-
stativ der Abb. 11.

Auch bei der Lokalisation von Fremdkörpern dürfte den Stereoskopaufnahmen gegenüber den nur auf der parallaktischen Verschiebung beruhenden
Lokalisierungsmethoden in den meisten Fällen der Vorzug zu geben sein.

Bei Lokalisationen in den inneren und hinteren Partien des oberen Gesichtsschädels empfiehlt es sich, Maßmarken am Objekt anzubringen, die eine
metrische Auswertung des Stereoskopbildes gestatten. Als solche Maßmarken
kommen parallel gelagerte Münzen in beiden Ohrmuscheln und durch Zubeißen
fixierte, möglichst weit nach hinten reichende Maßstäbe in Betracht. Als
derartige Maßstäbe können stark eingekerbte Metallsonden oder aus maßgerecht
abwechselnden Schichten verschieden durchlässigen Materials hergestellte Stäbe
verwendet werden. Vulkanisierter schwarzer Kautschuk und Schwermetalle
haben eine gute Kontrastwirkung. Auch die Zähne bieten derartige wertvolle
Anhaltspunkte, die zudem noch die Plastik des Bildes bedeutend unterstützen.
Weiter kann die metrische Auswertung des Stereoskopbildes noch durch die
genaue Einstellungsmethode nach Cieszynski gefördert werden. Zu einer
objektiven Rekonstruktion der genauen Größe und Lageverhältnisse kann
man aber nur durch die von Hasselwander ausgebaute Stereophotogramm-
metrie gelangen. Mit Hilfe dieser Methode gelangte Hasselwander zu einer
derart genauen Formrekonstruktion des Unterkiefers, daß die nach der Rekonstruktion zum Zwecke der Frakturbehandlung gearbeitete Kieferschiene ohne
weiteres paßte.

Zur Darstellung der Unterkiefermittelfraktur dient die frontale Kieferaufnahme. Die Größe des Körperquerschnittes kann hierbei, besonders bei Patienten mit starkem Nackenpolster, die Zeichnung derart beeinträchtigen, daß die wegen der Überlagerung der Halswirbel besonders nötige Differenzierung nicht in der gewünschten Klarheit ausfällt. Zur Ergänzung dieser Aufnahmen kommt eine intraorale Filmaufnahme nach Art der Zahnaufnahmen in Betracht. Ein besonderer Vorteil dieser Aufnahmen ist die übersichtliche Darstellung des Mundbodens, wie sie in Abb. 19, 49, 78 zu ersehen ist. Die Aufnahme erfolgt in Rückenlage des Patienten bei hochgestrecktem Kinn, wie aus Abb. 12 zu sehen ist. Die Film-Doppelpackung (nach hinten sich ver-

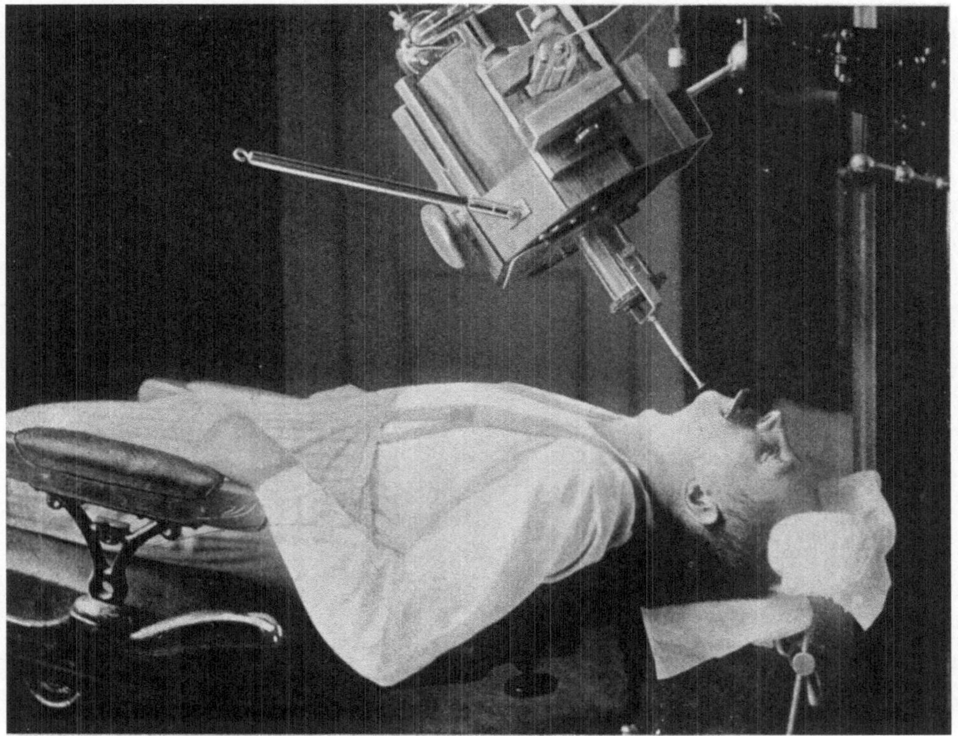

Abb. 12. Einstellung für Mundbodenfilm.

jüngend zugeschnittene 9 × 12 Film) werde entweder in horizontaler Lage zwischen die Zahnreihen gelegt oder durch eine senkrecht gestellte Korkscheibe, die am Gaumen ansteht, durch Zubiß auf den Mundboden gepreßt. Fast die gleiche Aufnahme ist in einer soeben erschienenen Arbeit von Pordes beschrieben worden. Bei horizontal gelegtem Film lassen sich auch Stereoskopbilder erzielen.

Die früher viel angewandte Basalaufnahme des Unterkiefers wird nur noch seltener vorgenommen. Doch können durch sie, wie Kraus an einem Diagramm einer steilen Basalaufnahme zeigt, ergänzende Übersichtsbilder des ganzen Unterkiefers und eine übersichtliche Darstellung der Gelenk- und Kronenfortsätze erhalten werden.

Zu Kieferaufnahmen eignen sich bei Verwendung einer Verstärkungsfolie am besten mittelharte Röhren, ohne Verstärkungsfolie muß die Röhre
bis einen Grad härter genommen werden. Im Durchschnitt ergeben bei ein-
fachem Apparate langzeitige Aufnahmen die besten Bilder. Hauptmeyer
gibt für Frontalaufnahme bei 3—4 Milliampère Belastung 60—70 Sekunden
und für Lateralaufnahmen bei 2—2$^1/_2$ Milliampère Belastung 40—50 Sekunden
Beleuchtungszeit an. Es empfiehlt sich nicht, eine mittlere Gesamtdosis aus
Belastung und Zeit aufzustellen, da erstens die Höhe der Belastung der maß-
gebende Faktor ist und beideFaktoren je nach dem Regeneratorentypus wechseln.

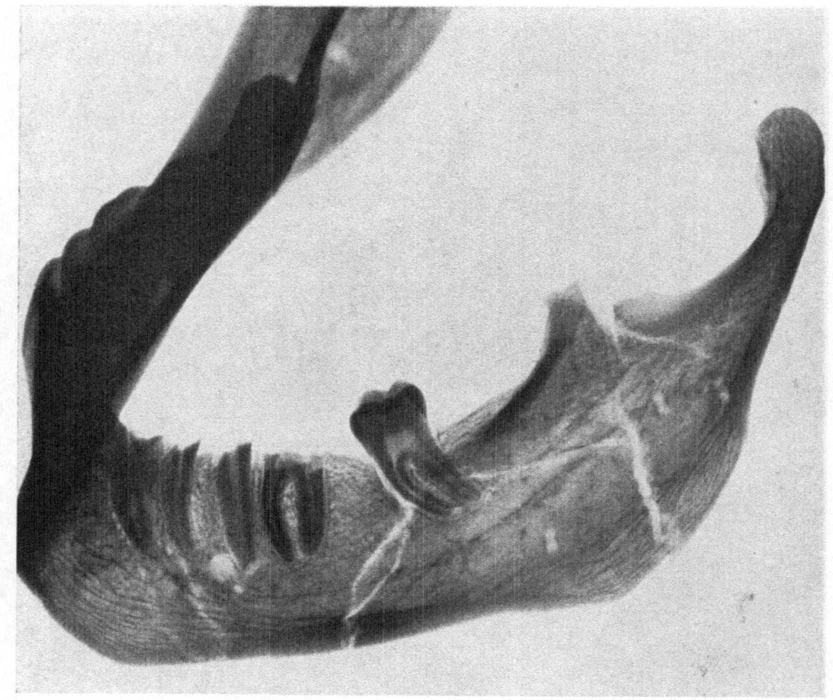

Abb. 13. Röntgenbild von Präparat der Abb. 5.

Besonders bei Unterkieferaufnahmen ist auf gute Zeichnung der Knochenstruktur
Wert zu legen, da nur dadurch Verwachsungen von Überlagerungen unterschieden werden können. Die Schwierigkeit dieser Unterscheidung, auf die
vielfach hingewiesen wird, kann noch eine zweite anders gerichtete Aufnahme
nötig machen. Sprünge in der Kompakta einer Seite können nur durch
Verfolgen der Knochenbälkchen von durchgehenden Frakturen unterschieden
werden. Abb. 13 zeigt das Röntgenogramm des Präparates der Abb. 5. Die
Sprünge der äußeren Kompakta des den Weisheitszahn tragenden Kiefer-
winkelfragmentes erscheinen im Röntgenbild als Frakturlinien. Besonders
der Stärkere, vom Weisheitszahn in die Mitte der hinteren Fraktur ziehende
Längssprung kann nur durch Verfolgen der ihn durchsetzenden Kontinuität
der Knochenwand des Mandibularkanales von einer durchgehenden Fraktur,

die eine gerade in diesem Falle wichtige Absprengung des oberen Kieferkörperteiles bedeutet, unterschieden werden. Im Gegensatz dazu imponiert die durchgehende Fraktur durch das Fach des Eckzahnes infolge der abgeschrägten Bruchflächen wie zwei parallele Sprünge. Nur bei Vorliegen von Dislokation könnten diese scheinbaren Sprünge als durchgehender Bruch gedeutet werden. Bei geringgradiger Dislokation würden die doppelten Ränder des einen Bruches, nach Art der mittleren Strecke der vom Weisheitszahn schräg nach vorn ziehenden Fraktur als Doppelbruch gedeutet werden können. Die Ursache für diese Verdoppelung der Bruchlinien ist die Abschrägung der Bruchfläche. Da selbst die besten Röntgenaufnahmen nach der Natur niemals dieselbe klare Zeichnung wie die Phantomaufnahme 5 eines trockenen Präparates haben können, empfiehlt es sich, in Zweifelsfällen durch Stereoskopaufnahme eine genauere Auflösung und Deutung des Röntgenbildes zu erstreben. Zur vollen Auswertung der Röntgenbilder ist ganz besonders bei den meist im schrägen Kegelschnitt erfolgten Unterkieferaufnahmen die Kenntnis wenigstens der Grundlagen der Projektionsverhältnisse bei Zentralstrahlung erforderlich. Auch Resorptionszonen bei Sequestrierungen und dergleichen können, wie in einem von E. Lickteig veröffentlichten Röntgenbild eines Falles unseres Lazarettes, eine ausgedehntere Zertrümmerung des Knochens vortäuschen als sie tatsächlich vorliegt. Selbst die besten Röntgenbilder sind daher lediglich als Ergänzung der klinischen Untersuchung anzusehen. Mit Hilfe beider sich ergänzenden Untersuchungsmethoden ist aber nahezu ausnahmslos ein klares Übersichtsbild der Verletzungen der Kieferknochen, namentlich der anatomischen Bruchformen des Unterkiefers zu gewinnen.

Die Behandlung der Kieferverletzungen.

Chirurgische Behandlung.

Allgemeine Behandlungs-Methoden.

Die Behandlung der Kieferverletzungen läßt sich bei darstellender Betrachtung in einen chirurgischen und einen orthopädischen Behandlungszweig trennen. Diese Trennung gilt aber, vor allem hinsichtlich der Zeit, nicht für die Praxis. Gerade die Erkenntnis von der Undurchführbarkeit einer sachgemäßen Behandlung bei zeitlicher Trennung des chirurgischen und orthopädischen Behandlungszweiges bedeutet einen Wendepunkt in der Behandlung der Kieferverletzungen, der zwar schon durch die Erfahrungen früherer Kriege und besonders durch den Ausbau der zahnärztlichen Technik vorbereitet, aber erst im gegenwärtigen Kriege erreicht wurde. Noch ein großer Teil der Literatur des ersten Kriegsjahres trägt den Stempel der Beweisführung von der Notwendigkeit innigster Zusammenarbeit von Chirurg und Zahnarzt bei Kieferverletzungen. Neben Zahnärzten sind es vor allem die an den Kieferlazaretten tätigen Chirurgen, die diese Feststellung durch die Erfahrungen an dem überreichen Material der Kriegsverletzungen stützen und erhärten. Die gegenwärtige erreichte Erfüllung dieser Forderung ist in erster Linie der Anpassungsfähigkeit der zahnärztlichen Technik an die chirurgischen Erfordernisse zuzuschreiben. Das Verständnis der chirurgischen Bedingungen durch die Zahnärzte ermöglicht dem Chirurgen ein Eingehen auf die zahnärztlichen Behandlungsmethoden. Obschon alle diese B. weisführungen bald nur noch historisches Interesse haben werden, so ist doch auch heute noch ein gelinder Mahnruf gelegentlich geboten.

Die erste Versorgung der Kieferverletzungen auf dem Truppenverbandplatz besteht wie bei allen Verletzungen im Notverband. Neben der Stillung der Blutung muß der Notverband hauptsächlich der Gefahr der Erstickung steuern. Hierfür kommen die eingangs erwähnten Notextensionsverbände in Betracht, die als Improvisationen verschiedenartig sein können, aber in der Regel ihren Halt im äußeren Verband finden müssen. Zu diesen Improvisationen gehören die durch die Weichteile gezogenen Zügel, Drahtschlingen um die Zähne oder Fassen der Knochenfragmente mit Angelhaken. Den alten Wietingschen Anregungen hat Hauptmeyer einige weitere hinzugefügt. Das Einfallen zweier seitlicher Fragmente kann durch Zwischenspießung eines Drahtes verhindert werden. Kindl, der den zahnärztlichen Schienenverbänden noch skeptisch gegenübersteht, ist in den meisten Fällen für dauernde Fixierung der Kieferfragmente mittelst derartiger aber definitiver Extensionsvorrichtungen. Auch unter dem Kinn befestigte Klammern, deren eines Bügelende die Knochenfragmente des horizontalen Unterkieferteiles faßt, können zweckdienlich sein. v. Arköwy hat eine derartige, auch von anderen in ähnlicher Form angegebene, beliebig ein- und feststellbare Klammer konstruiert, deren in den Mund ragendes Bügelende einen Guttaperchakloß trägt. Vorläufige Fixierung der Unterkieferfragmente an den Oberkiefer kann ebenso wie das zweckmäßige Legen der ersten Bindetouren eines festen äußeren Kopfverbandes den Weichteilen und Knochenfragmenten die für den Transport ins Feld- oder Kriegslazarett oder, je nach Lage der Verhältnisse, in ein nahes Kieferlazarett nötige Stütze geben. Bei Engländern und Franzosen (Niemeyer und Reutlinger) wird von dieser Immobilisierung des Unterkiefers in Schlußstellung nicht nur zum Zwecke der Fixierung beim ersten Verband, sondern in sehr vielen Fällen zur Dauerbehandlung Gebrauch gemacht. Von einem längeren Verbleib dieser festen Kopfwickelverbände befürchtet Hauptmeyer Komplikationen im Wundverlauf und Schädigungen der Fragmentstellung. Bei einem mehrstündigen Transport können bei nicht sachgemäßer Lage der ersten Bindetouren Störungen der Blutzufuhr in Betracht kommen. Hauptmeyer empfiehlt daher nach Möglichkeit von einem Kopfwickelverband abzusehen und sich mit einer lockeren Tamponade der Wunden und einem Kinnschleuderverband zu begnügen.

Die erste eigentliche Wundversorgung erfolgt in demjenigen Lazarett, in das der Verletzte vom Truppenverbandplatz eingeliefert wird, sei es Feld-, Kriegs- oder Reservelazarett. In der ganzen Literatur herrscht nahezu Übereinstimmung darüber, daß in allen Fällen, wo eine sofortige dauernde Reponierung dislozierter Fragmente möglich ist, dieselbe auch bei der ersten definitiven Wundversorgung erstrebt werden soll, daß aber andererseits von unnützen Versuchen mit unzureichenden Mitteln abzusehen ist. Beim Ausbleiben einer Dislokation nach Unterkieferbruch kann, falls noch ein längerer Transport bis zur definitiven Aufnahme in ein Kieferlazarett zurückzulegen ist, dennoch eine dentale Schienung zweckdienlich sein. Bei Brüchen durch den Gelenkfortsatz bewährt sich nach Misch die Reponierung des nach oben innen dislozierten Gelenkfortsatzes nach Ribes durch Einführen des Zeigefingers in den oberen Pharynxraum bis zum Gelenkfortsatz und Zug des

Unterkiefers nach vorne. In allen Fällen hat sich die erste Wundbehandlung sowohl auf die Versorgung der Weichteilwunden, als auch auf die Knochenverletzung zu erstrecken. Die durch möglichst frühzeitige Ruhigstellung der Knochenfragmente allgemein beobachtete günstige Beeinflussung des Wundverlaufes der infizierten Wunden finden auch in den Angaben über Kieferverletzungen ihre Bestätigung. Das gleiche gilt noch in erhöhterem Maße für den Einfluß des ersten Wundverlaufes der Weichteile auf die Wunden und späteren Regenerationsvorgänge der Knochen. Auch die im Laufe des Krieges immer mehr erkannten Vorteile eines weitgehenden, sachgemäßen Konservativismus gegenüber den radikalen Ausräumungstendenzen aus der antiseptischen Zeit, haben sich schon frühzeitig bei den ausgedehntesten Schußverletzungen der Unterkiefer erwiesen. Ganz besonders hat sich die von Warnekros erwähnte frühere Erfahrung, daß scheinbar lose Kieferstücke bei ausgedehnten Substanzverlusten eine Verbindung abgeben können, bei den Kriegsverletzungen voll und ganz bestätigt. Selbst in breitester Ausdehnung vom Periost entblößte frei liegende Knochenfragmente sind auch bei den infizierten Wunden in hohem Grade regenerationsfähig, wenn sie noch durch Gewebsbrücken ernährt sind. Aus seiner Tätigkeit am Straßburger Kieferlazarett während der ersten Kriegswochen berichtet Stoppany, daß derartige periostale Knochenstücke zum Wiederaufbau ganzer Kieferteile geführt haben. Die von E. Lickteig beschriebenen Einzelvorgänge dieser Regenerationserscheinungen sind in ähnlicher Weise von Oppenheimer, v. Rottenbiller und Rumpel dargestellt worden. Bei der ersten Wundversorgung sollen daher mit den oberflächlich zutage liegenden Fremdkörpern und Zahnsplittern nur die vollkommen aus jeglichem Zusammenhang mit den Weichteilen gelösten Knochenfragmenten entfernt werden. Das gilt auch für die kleinsten Splitter, da nach den übereinstimmenden Angaben aller aus derartigem Knochenschrot im Verein mit erhaltenen Periostfetzen eine solide knöcherne Verbindung hervorgehen kann. Bei Vornahme einer gründlichen Wundtoilette wie Zuckerkandl sie nach Mayrhofer auch für Kieferverletzte billigt, ist eine Unterscheidung der lebensfähigen von den absterbenden Knochensplittern bei der ersten Wundversorgung unmöglich. Fast alle Autoren stimmen daher darin überein, daß die erste Wundversorgung der Kieferverletzungen unter den konservativsten Gesichtspunkten zu erfolgen hat.

Da sich die Vornahme der primären Knochennaht nur im äußersten Notfalle unter diese Gesichtspunkte einreihen läßt, so trug dieser Umstand mit der schon längst erkannten Unzulänglichkeit dieser Fixierung der Kieferfragmente wesentlich dazu bei, daß die primäre Knochennaht gegenüber der gerade bei den Kieferbrüchen in einzigartiger Weise durchführbaren Fixierung durch Schienen immer mehr in den Hintergrund treten mußte. Die natürliche feste Verankerung der Zähne in den Knochen bietet direkte Angriffspunkte für die Knochenfragmente, wie sie bei allen andern Knochen auch durch Nagelung nur in weniger vollkommener Art erreicht werden können. In diesem Sinne sagt Loos, daß auch die zahnärztliche Kieferbruchbehandlung die Extensions- und Schienenbehandlung ausübt, nur daß die Zähne die Nägel der Nagelextension in natürlicher Weise ersetzen. Aber auch für die nichtbezahnten Knochenfragmente enthalten die zahnärztlichen Schienungsmethoden weitgehende Fixierungsmöglichkeiten. Bei allen Kieferbrüchen ist daher die zahnärztliche Schienung die Fixierungsmethode der Wahl. In allen Fällen, in denen

infolge weitgehender Zertrümmerung oder ausgedehntester Substanzverluste
eine Schienenfixierung der Kieferfragmente nicht ohne weiteres möglich ist,
behält die Versorgung der Knochenwunde besser einen abwartenden provisorischen Charakter, als daß Fixierung mittelst primärer Knochennaht vorgenommen wird.

Die bei isolierten und hauptsächlich bei den indirekten Brüchen der
Kronenfortsätze zur sofortigen Fixierung in Betracht kommende Knochennaht
ist kaum als Ausnahme anzusehen. Knochennähte, die ohne Rücksicht auf die
Stellung der Kieferfragmente einen größeren Substanzverlust durch Zusammen-
ziehen der Kieferfragmente auszugleichen suchten, waren im Anfange des Krieges,
besonders bei Verlust von Teilen des Mittelkiefers zwar nicht allzu selten, kommen
jetzt aber kaum noch zur Beobachtung. Fälle, wie der von Plowitz berichtete,
wo bei einer Zerschmetterung des Unterkiefers in der Ausdehnung vom linken
bis zum rechten ersten Molaren versucht wurde, die verbliebenen hinteren

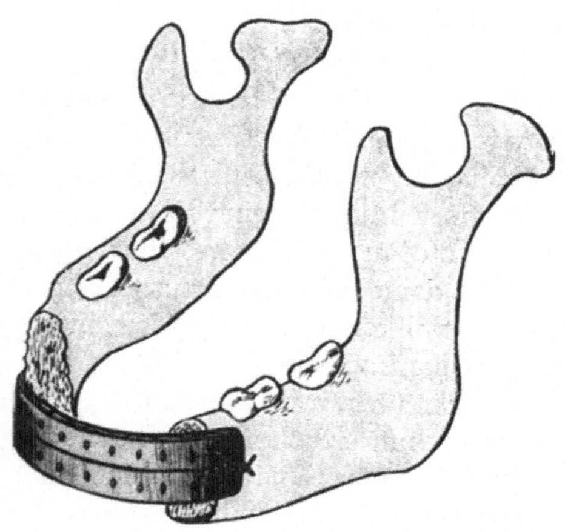

Fragmente durch eine Drahtnaht zu-
sammenzuziehen, dürften von jeher zu
den Absonderlichkeiten gehört haben.

Alle Gründe gegen die primäre Knochennaht, die sich aus den Rücksichten
auf den Heilungsverlauf der meist infizierten Wunden ergeben, sprechen
auch gegen die Befestigung eines Stütz-
apparates an den Knochenstümpfen im
Sinne einer sogenannten Immediatschiene. Zudem wäre die Übertragung
der für die glatten chirurgischen Kieferdefekte ausgebauten Prinzipien der
Immediatschienung an den Knochenstümpfen nur auf Kosten des die Behandlung der Kieferverletzung beherrschenden Konservativismus möglich.

Abb. 14. Immediatschiene. (Resektionsverband von Partsch.)

Abb. 14 und 15 zeigen 2 Typen von
Immediatschienen. Die Verwendung der chirurgischen Immediatschienung zur
Fixierung der Knochenfragmente, die während des russisch-japanischen Krieges
geradezu bevorzugt war, blieb daher im gegenwärtigen Kriege selbst zu Anfang
vereinzelt und hatte meist nur provisorischen Charakter. Zur Stütze von Knochenfragmenten, die nicht durch die dentale Schienung direkt beeinflußt werden
können, dienen vielfach Moulagen der betreffenden Gesichtspartie oder nach solchen Moulagen gearbeitete Platten, die im äußeren Verband ihren Halt finden.
Entsprechende, nach Abdrücken angefertigte Stütz- und Haltvorrichtungen finden auch zur Unterstützung und Ergänzung der eigentlichen dentalen Schienung
weitgehendste Verwendung. Durch diese Mittel läßt sich auch in den meisten
Fällen eine für die erste Zeit nach der Verletzung genügende Fixierung der
Fragmente herbeiführen. In allen denjenigen Fällen aber, wo durch die best-
möglichste Ruhigstellung der Fragmente eine direkte Vereinigung der Knochen-
fragmente zu erhoffen ist, kann neben der Immobilisierung des Unterkiefers die
Befestigung einer Immediatprothese an den Knochenstümpfen auch bei den
Kriegsverletzungen der Unterkiefer in Betracht kommen. In diesen Fällen ist

sie wie die primäre Knochennaht nur ein Notbehelf, hat aber der einfachen Knochennaht gegenüber den Vorzug, daß durch sie eine genügende Fixierung der Fragmente in richtiger Stellung herbeigeführt werden kann. In der Regel bleibt aber allgemein die Wahl dieser Fixierungsmethode der Nachbehandlung überlassen.

Nicht ganz so einstimmig wie im Verwerfen der primären Knochennaht sind die Urteile über die primäre Naht der Weichteile. Neben den allgemeinen, sich immer mehr der offenen Wundbehandlung zuneigenden chirurgischen Anschauungen, wird die Indikation der primären Weichteilnaht hauptsächlich von den Rücksichten auf den begleitenden Knochenbruch beherrscht. Nach Schröder sollte selbst eine aus anderen Gründen zweckmäßig erscheinende Vernähung der Weichteile nicht vorgenommen werden, bevor nicht der begleitende Knochenbruch in einen Zustand gebracht ist, der weitere Kompli-

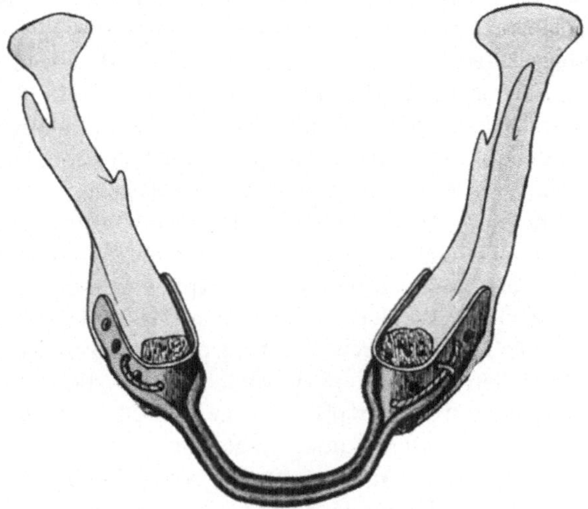

Abb. 15. Immediatschiene. (Resektionsverband von Bönnecken.)

kationen während des Heilungsverlaufes ausschließt. Je mehr Boden der weitgehendste Konservativismus in der Behandlung der Knochenverletzungen gerade beim Unterkiefer gewann, um so seltener mußte die Indikation für eine primäre Weichteilnaht werden. Als große Seltenheit ist jedenfalls die vereinzelt erwähnte vitale Indikation zur Blutstillung anzusehen. Mayrhofer, der auf diese Indikation hinweist, wendet sich gegen das bedingungslose Verwerfen der Primärnaht. Nach Ganzer läßt sich jede Rißwunde des Gesichtes infolge Kieferschusses, die mit einem größeren Hautsubstanzverlust verbunden ist, und die einen Abfluß nach der Mund- und Nasenhöhle hat, ohne weiteres, unabhängig von der Zeit, die seit der Verwundung verstrichen ist, durch Naht verschließen. Demgegenüber stimmen aber fast alle Angaben mit v. Rottenbiller darin überein, daß die Erfahrungen an im Felde vernähten Wunden nicht ermutigend waren. Auch bei primär vernähten Gesichtswunden, die in großer Ausdehnung mit der Mundhöhle kommunizierten, sahen wir das Auftreten schwerer phlegmonöser und abszedierender Prozesse, die ein sofortiges Entfernen der Naht nötig machten. Auch trat in den meisten Fällen starke Nekrose der Wundränder auf, die Substanzverluste durch Gewebsnekrose und infolge Resorptionsfiebers erhebliche Störungen des Allgemeinbefindens zur Folge hatten. Aber auch in den Fällen mit erfolgreicher Primärnaht sind, wie Loos, der sich ebenfalls nach seinen Erfahrungen im Felde nie zur Primärnaht entschließen konnte, weiter betont, immer noch Nachoperationen nötig. Allen diesen Nachteilen gegenüber verschwinden in der Regel die Vorteile der primären Weichteilnaht, besonders da sie durch andere Mittel ersetzt und besonders durch die der Narbenkontraktur und dem Materialverlust entgegenarbeitenden Mittel der weiteren Wundbehandlung teilweise sogar übertroffen werden können. Bei glattrandigen Wunden ohne Substanzverlust kann, wenn der begleitende Kieferbruch einfacher Art ist, nach Schröder eine sofortige Naht zulässig sein. In allen anderen Fällen, bei denen eine sofortige Fixierung der Weichteile, vielleicht zur Stütze der Knochenfragmente geboten erscheint, können einige wenige Situationsnähte denselben Zweck erreichen. Nach Fischer wurden im Kriegslazarett stets Situationsnähte gelegt, wenn der Frakturherd dadurch nicht abgeschlossen wurde. Lindemann, dem bei seinen ersten Veröffentlichungen die primäre Weichteilnaht noch bei einer Reihe günstig gelagerter Fälle indiziert erschien, spricht sich in späteren Mitteilungen ganz gegen die Primärnaht aus und rät höchstens zu ausholenden Drahtnähten auf Plättchen, die nach Bedarf gelockert und wieder angezogen werden können. (Siehe Abb. 17.) Für diese weitausholenden Drahtnähte empfiehlt er Nickelindraht, der an die Nadel angelötet wird. In ähnlicher Weise passen Rumpel und Schröder die von ihnen empfohlene Heftpflasternaht durch leicht verknüpf- und lösbare Zweiteilung den Bedürfnissen der Wundreinigung an. Bei schmalen Lippenbrücken kann durch Fixationsnaht ebenso wie in den Mundwinkeln ein Weiterreißen verhindert werden. Auch diese Situations- und Fixierungsnähte können durch Heftpflasterzüge ersetzt werden.

Bei allen Kieferverletzungen muß daher die primäre Weichteilnaht als Ausnahme angesehen werden. Andererseits ist auch die Spaltung von Gewebsbrücken, die breite Eröffnung der Taschen und die Exzision von Gewebsteilen tunlichst zu unterlassen. Die Seltenheit schwerer, derartige Eingriffe rechtfertigender Infektionen wie Gasphlegmone und Tetanus, wurde schon oben hervorgehoben. Zu der sich aus dem Mangel eines größeren Weichteilpolsters des Gesichtsschädels ergebenden Unmöglichkeit einer zweckmäßigen Spaltung kommen die wichtigen Rücksichten auf das kosmetische Endresultat. Anders liegen die Verhältnisse bei Mitverletzungen der Oberkieferhöhle, besonders bei Kommunikation äußerer Wunden mit den oberen Teilen der Höhle. Hier kann zur Verhütung von Sekretansammlung die Anbringung einer zweiten Abflußöffnung nach dem unteren Nasengang nach Art der Luc-Caldwellschen Radikaloperation der Kieferhöhle frühzeitig in Betracht kommen. Nach Mayrhofer billigt Zuckerkandl auch bei Kieferwunden den Grundsatz, daß die Wunden erweitert werden. Im allgemeinen aber sind die Gesichtswunden, besonders die mit der Mundhöhle in Verbindung stehenden Schußverletzungen der Kiefer derart übersichtlich und zugänglich, daß von allen erweiternden Eingriffen in die Wunde auch bei der ersten definitiven Wundversorgung abgesehen werden kann. Als Regel bleibt daher nach Schröder, daß die Behandlung der Kieferverletzungen im Felde unter Verzicht auf Knochen- und Weichteilnaht sich auf die Schienung und Wundversorgung zu beschränken hat.

Die erste endgültige Wundversorgung erfolgt in den Feld-, Kriegs- oder Heimatlazaretten in derselben Weise, nur daß in den Heimatlazaretten alle Improvisationen mehr durch ruhiges Abwarten ersetzt werden können. Bei allen schweren Kieferverletzungen hat eine der ersten Hauptsorgen der Ernährung zu gelten. Blutverlust und Verwundungsschock wirken zusammen, um die Verletzten zu der an sich schon erschwerten selbständigen Nahrungsaufnahme in der ersten Zeit unfähig zu machen. Selbst bei den apathischsten Patienten regt sich am ersten das Durstgefühl. Auch zur ersten Ernährung kommt nur flüssige Nahrung in Betracht, die durch mit Schläuchen versehene Schnabeltassen den möglichst in sitzende Haltung gebrachten Verwundeten eingeträufelt wird. In den allermeisten Fällen lösen schon die ersten auf den hinteren Zungengrund gebrachten Tropfen die natürlichen Schluckreflexe wieder aus, so daß die Ernährung mittelst Magenschlauches unnötig wird. Unter Betonung der Wichtigkeit der Schluckreflexe bei der Nahrungsaufnahme weist E. Lickteig auf die lähmende Wirkung des Morphiums hin. Es sollte daher, wie das auch von anderen hervorgehoben wird, von der Verabreichung von Morphium bei Kieferverletzten in der ersten Zeit ganz abgesehen und dafür andere schmerzstillende Präparate, wie Pyramidon, gegeben werden. Die Selbsthilfe der Patienten erleichtert die Nahrungsaufnahme in der Regel nach kurzer Zeit, so daß die Gefahr einer Aspiration von Speisesäften oder Speichel zusehends immer geringer wird. Nach reinen Kieferverletzungen dürfte der Ernährung wegen eine Magenfistel kaum in Frage kommen. Doch wird auch vereinzelt von dieser Notwendigkeit berichtet. Die spätere Ernährung der Kieferverletzten bereitet, besonders in den Speziallazaretten für Kieferverletzte, keine Schwierigkeiten, wenn alle Nahrung in flüssiger, breiiger oder Pasten-Form zubereitet wird.

Den weiteren Verlauf der Wundbehandlung bei Kieferverletzten sehen wir stark beeinflußt von dem Wechsel, der sich im Laufe des Krieges in den Anschauungen über die Wundbehandlung der infizierten Wunden vollzog. Da bei den mit der Mundhöhle kommunizierenden Gesichtswunden ein Okklusivverband im Sinne eines allseitig deckenden aseptischen Verbandes immer unmöglich war, so waren damit von jeher Wundverhältnisse gegeben, wie sie teilweise auch für die Wunden anderer Körperteile durch das sich als Folge des Nichtausräumens und Nichtvernähens der infizierten Wunden entwickelnde System der offenen Wundbehandlung erstrebt werden. So war für die mit der Mundhöhle in Verbindung stehenden Wunden die Spülung als Wundreinigung nie verlassen worden. Der Übergang von Antisepsis zur Asepsis äußerte sich nur in der Wahl des Spülungsmittels. Die ätzenden Substanzen wurden zugunsten nicht chemisch wirkender Mittel, wie tonischer Lösungen und vor allem des durch Aufschäumen in schonendster Weise physikalisch reinigenden Wasserstoffsuperoxyds, in der Anwendung seltener. Dazu kamen alle Streupulver zwischen Gips und Zucker, unter denen das Jodoform wohl auch seine frühere beherrschende Stellung verlor, aber immer noch ein häufig angewandtes Mittel blieb. V. Arköwy ist ganz gegen die Verwendung von Jodoform. Auch Mastisol und die ihm ähnlichen Klebeverbandmittel finden bei Anlegen äußerer Verbände entsprechende Anwendung. Die Spülungen der Gesichtswunden erfolgen meist unter geringem Druck, sei es durch Handspritze oder hochgestellte Irrigatoren. In Deutschland wird das Wasserstoffsuperoxyd bevorzugt, während in Frankreich neben breiter Spaltung der Wunden und der lymph lavage entsprechend den von englischen und französischen Chirurgen wieder schärfer vertretenden antiseptischen Tendenzen, nach den Berichten von Egger und Reutlinger die Spülung unter starkem Druck mit $\frac{1}{2}\,^0/_0$ Kaliumpermanganatlösung die Regel ist. Die Spülungen bilden auch den Hauptteil der weiteren Wundbehandlung, nur werden sie von häufigeren Spülungen der ersten Tage ab in immer größeren Zwischenräumen bis zur täglich einmaligen Spülung vorgenommen, nachdem die Mundpflege nach den Mahlzeiten den Patienten überlassen werden kann. Vor dauernden Wundspülungen warnt Partsch, weil die verschließenden Gerinnsel leicht abgerissen und dadurch der Wundverlauf gestört werden kann. Solange die Spülung mit einem Verbandwechsel verbunden ist, erfolgt sie allgemein durch den behandelnden Arzt. Mit dem äußeren Verband ist in der Regel eine Tamponade der Wunde verbunden. Unbeschadet aller Forderungen der neueren Wundbehandlung wird bei der frischen Weichteilwunde der Kieferverletzungen auf eine Tamponade meist nicht verzichtet. Die Ansichten sind nur bezüglich der Dauer der Tamponade verschieden und richten sich nach dem Grad, in dem die extremen Forderungen der zu einem Begriff für sich gewordenen offenen Wundbehandlung auf die Kieferverletzungen übertragen werden. Während die Tamponade den Hauptteil der offenen Wundbehandlung des älteren Sprachgebrauches bildete, wird sie von den Vertretern der neueren offenen Wundbehandlung entweder mit dem äußeren Verband ganz verschmäht oder nur teilweise in lockerster Form zugelassen, weil sie den freien Abfluß der Wundsekrete und die im Interesse einer raschen Bekämpfung der Infektion erwünschte Austrocknung der Wunde mehr behindern als fördern soll.

Wenn schon die Trockenhaltung jeder stärker sezernierenden, also aller eiternden Wunden durch Tamponade nur durch sehr häufigen, den Wundverlauf beeinträchtigenden Wechsel der Tamponade annähernd erreicht werden kann, so ist das bei den mit der Mundhöhle breit kommunizierenden Gesichtswunden infolge des Speichelflusses erst recht der Fall. Hier hat vielmehr die Tamponade den hauptsächlichen Zweck, einigermaßen einen Abschluß der Weichteilwunden gegen die Mundhöhle zu bilden. Da die Diffusion zwischen den Wundsekreten und der Mundflüssigkeit auch durch die Tamponade hindurch stattfindet, so wirkt die zwischen äußerer Wunde und Mundhöhle abschließende Tamponade in erster Linie als Filter, der eine Verunreinigung der Wunde durch die sich zersetzenden Speisereste verhindert. Die in der Regel zur Tamponade der Wunden der Mundhöhle verwandten Jodoformgaze beeinträchtigt aber auch die schädigenden Wirkungen der diffundierenden Speisesäfte. Bei Verwendung von nur sterilem Verbandsmaterial zu dieser Tamponade konnten wir in der Regel schon nach wenigen Stunden einen Geruch jauchiger Zersetzung feststellen, während das bei Verwendung von Jodoformgaze nie der Fall war. Trotz ausgedehnter Verwendung von Jodoformgaze haben wir bis jetzt keine Nachteile beobachten können. Unter all den vielen Fällen sahen wir Jodoformekzem nur zweimal bei zwei Patienten, die anderweitig wegen Nervenleiden in Behandlung standen und zwar bei dem einen lediglich nach jedesmaligem kurzem Aufenthalt im Verbandszimmer, ohne daß er mit Jodoform direkt in Berührung kam. Ein weiterer Vorteil dieser inneren Tamponade ist, daß sie zur Notfixierung von Knochenfragmenten beitragen kann. Auch können durch derartig zweckmäßige Tamponade einfallende Weichteile gestützt und Verklebungen der Wange mit den Kieferknochen verhindert werden. Zu diesem Zweck muß die Tamponade ziemlich fest gelegt werden. Durch besondere improvisierte Vorrichtungen, die entweder an den Zähnen oder in einem äußeren Verband ihren Halt finden, wie Drahtgestelle, Haken aus Blech oder aus in heißem Salzwasser erweichtem Zelluloid kann der Tamponade noch ein weiterer Halt gegeben werden. Auch auf periostlosen Knochen dürfen bei der ersten Wundversorgung feste Schichten von Jodoformgaze gelegt werden, da die Durchtränkung der Gaze durch den Speichel doch ein Austrocknen verhindert. Ein Eindringen

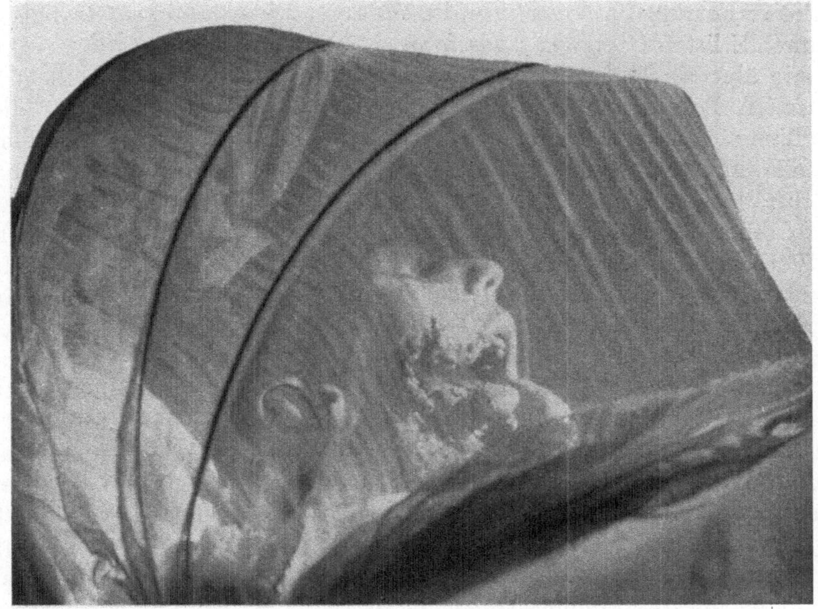

Abb. 16. Anordnung der O. W. B.

von Gazestreifen zwischen sich berührende Knochenfragmente ist aber unter allen Umständen zu vermeiden. Ein weiterer, auch von Rumpel hervorgehobener Vorteil des Abschlusses der Mundhöhle durch Tamponade ist die sonst nur durch primäre Weichteilnaht geschaffene Möglichkeit des Schluckens. Alle diese Momente lassen die Tamponade von Wunden der Mundhöhle von denjenigen der äußeren Weichteile trennen, so daß wir bei den mit der Mundhöhle in Verbindung stehenden äußeren Weichteilwunden eine innere von einer äußeren Tamponade zu unterscheiden haben.

Aber auch für die äußeren Weichteilwunden sind durch die Verbindung mit der Mund- und Nasenhöhle Verhältnisse geschaffen, die ihnen, gegenüber allen nur nach außen offenen Gesichtswunden, in der Behandlung eine Sonderstellung geben können. Die neueren Anschauungen über Wundbehandlung spiegeln sich gerade in der Verwertung dieser Besonderheit. Während, wie oben erwähnt, Ganzer aus dem Umstand, daß die Wundsekrete nach der Mund- und Nasenhöhle abfließen können, sich in diesen Fällen auch für primäre Naht der äußeren Weichteile entschließt, erscheinen den Vertretern der verbandlosen offenen Wundbehandlung diese Wunden gerade aus dem Umstande, daß ein allseitig abschließender Okklusivverband doch nicht möglich ist, für die Behandlung nach den neueren Methoden besonders geeignet.   Braun betont sogar, daß diese Behandlung derartiger Gesichtswunden nur insofern etwas Neues ist, als man sie auch auf die großen offenen Wunden ausdehnt.   Nach Krüger kommen als weitere Momente hinzu, daß die anatomischen Verhältnisse bei Gesichtswunden trotz größerer Zertrümmerungen und Zerreißungen eine operative Spaltung der Wunden meist nicht in Frage kommen und die günstigen Verhältnisse für den Ablauf der Sekrete die Anlegung einer Drainage oder Tamponade als nicht notwendig erscheinen lassen.   Abb. 16 zeigt die Ausführung der offenen Wundbehandlung (O. W. B.) bei Kieferverletzung nach diesen beiden Autoren.   Die abfließenden Sekrete werden durch Zellstoffunterlagen aufgefangen.   Zum Schutz gegen Fliegen u. dgl. dient ein über ein Drahtgestell gespannter dünner Gazeschleier, der Licht und Luft freien Durchtritt läßt.   Von einer planmäßigen Durchführung dieser Behandlung in einem Kieferlazarett ist uns nichts bekannt geworden.   Als unterstützende Faktoren sind aber Luft und Licht auch bei Kieferverletzungen fast überall ausgiebig herangezogen worden.   Im Düsseldorfer Kieferlazarett wurden schon frühzeitig die ausgedehntesten Kieferverletzungen stundenlang ohne Verband dem freien Zutritt von Licht und Luft ausgesetzt.   Auch fand als Ersatz des natürlichen Sonnenlichtes die Bestrahlung mit Quarzlicht durch die künstliche Höhensonne bei allen frischen Wunden auch bei Kieferverletzungen eine rasche Verbreitung.   Zilz bevorzugt an Stelle der Kromayerschen Quarzlampe die Bestrahlung mit besonders konstruierten Quarzansätzen. Den allgemein gerühmten günstigen Einfluß der Höhensonnebestrahlung auf den Wundverlauf können auch wir besonders bei den vor der Bestrahlung lange eiternden Wunden bestätigen.   Hingegen konnten wir die von verschiedenen Seiten beobachteten günstigen Wirkungen in der Bekämpfung der Wundinfektion wie Pyocyaneus und besonders Erysipel nicht feststellen.   Auch bei Patienten, deren eiternde Wunden schon längere Zeit regelmäßig bestrahlt wurden, sahen wir während der Bestrahlungsperiode in mehreren Fällen Erysipel auftreten. Von einer allzu intensiven Durchführung der Freiluftbehandlung bei Kieferverletzungen befürchtet Misch eine unerwünschte Eintrocknung der Mundschleimhaut.   Auf die aus dem auffallend günstigen Wundverlauf von Wunden der Mundhöhle schon längst vermutete günstige Wirkung des Speichels auch auf die äußeren Weichteilwunden weist v. Arkövy erneut hin.

Dem Hauptziel der verbandlosen offenen Wundbehandlung, rasche Epithelisierung der Weichteilwunden, steht bei Gesichtsverletzungen der Wunsch nach möglichst reichlicher Granulationsbildung und weitgehendster Regeneration für verloren gegangene Teile gegenüber.   Nach Bier bedürfen aber die meisten Gewebe zur ausgiebigen Regeneration der Feuchtigkeit; wenn auch der Speichelfluß in die äußeren Wunden bei jeder Behandlungsart derartiger Weichteilwunden ein völliges Austrocknen verhindert, so bildet doch aus allen diesen Gründen die Licht- und Luftbehandlung fast überall nur einen Teil der allgemeinen Wundbehandlung der Weichteilverletzungen und wechselt mit äußerem Verband mit lockerer Tamponade der äußeren Wunden, Drainage tieferer Buchten, Salben- und ätzenden Verbänden und Saug- und Stauungsbehandlung. Zwecks besserer Durchführung der Saugbehandlung im Sinne der Bierschen Stauung werden die Klappschen Sauggläser vielfach mit nach den Weichteiloberflächen geformten Ansätzen versehen. Aus der Kombination aller dieser Behandlungsmittel ergibt sich die zur Zeit allgemein übliche Wundbehandlung der Kieferverletzungen. Je nach der stärkeren Bevorzugung des einen oder anderen Behandlungsmittels ist wohl das äußere Bild der Behandlung etwas verändert. Als gemeinsames Merkmal der Gesamtbehandlung bleibt die Sorge um den Sekretabfluß und damit die offene Wundbehandlung im Sinne des älteren Sprachgebrauches.

Nach Lexer gestaltet sich die Wundbehandlung der Gesichtsverletzungen wie folgt: Die frischen Wunden werden gespült. Bei der ersten endgültigen Wundversorgung erfolgt zwecks kapillärer Drainage in allen tiefen Taschen Tamponade. Die Tamponade ist nicht zu wiederholen, sondern nach spätestens zwei Tagen durch Röhrendrainage zu ersetzen. Zur Bedeckung der Wunden eignen sich Gazelappen, die mit 10 % Zinksalbe und später zur Anregung von Granulationen mit 4 % roter Quecksilbersalbe bestrichen sind. Die Salbenverbände werden ein- bis zweimal täglich gewechselt. Durch Aufstreuen von Streuzucker kann eine rasche Reinigung der Wunden unter Abstoßung von Sequester erzielt werden. Diese Wundbehandlung stellt Lexer sowohl der feuchten als auch der offenen Wundbehandlung als weitaus überlegen gegenüber. Im Straßburger Lazarett wurde bei äußeren Weichteilwunden eine lockere Tamponade mit Jodoformgaze in Verbindung mit Drainage enger Wundgänge bis zum Abschluß der Epithelisierung der Wunde durchgeführt. Zwischendurch wurden Salbenverbände wie Pellidol angewandt. Bei stark schmierig belegten Wunden wurde mit Kampfer-Phenol eine rasche Reinigung erzielt. Zur Anregung von Granulationen werden die verschiedensten reizenden Mittel wie Kantharidentinktur und Granugenol, das nur seines scharfen Geruches wegen in der Anwendung bei Mundverletzungen beschränkt ist, verwandt. Von anderen werden gleich gute Resultate mit anderen Mitteln und nicht so lange durchgeführter Tamponade der äußeren Wunden erzielt. Nach v. Arkövy bewährten sich Gazestreifen besser als Drainröhren zur Ableitung des Eiters durch Fistelgänge der Mundhöhle nach außen. An Stelle von Jodoform empfiehlt er Vioform. Zur Förderung der Epithelisierung soll an Stelle der üblichen Salben und des Peru-Balsams mit Silbernitrat ein Wismutstreupulver (Rp. Bismuti subnitrici 10,00, Tanini puri 5,00, Zinci oxydati 40,00) viel bessere Resultate geben. Auch gegenüber den besonderen Wundkomplikationen kamen die verschiedensten Mittel in Anwendung. Bei Abszessen und phlegmonösen Erscheinungen haben sich uns feuchte Verbände mit essigsaurer Tonerde bewährt. Zur Verhütung von Phlegmonen empfiehlt v. Rottenbiller die Chinisierung. (Sterilisierte wässerige Lösung von Chininbisulfat (1—2 ccm) werden 2—3mal täglich subkutan injiziert.)

Gegen Erysipel hat sich uns die Behandlung mit hohen Dosen von Streptokokkenserum bis jetzt als kräftigstes Mittel erwiesen. Kurze Zeit nach der Injektion sahen wir selbst bei ganz schweren Infektionen das Fieber dauernd gebrochen. v. Rottenbiller und andere bevorzugen das Antidiphtherieserum (je 1000 Einheiten). Nach dem Bericht von Reutlinger wird im Kieferlazarett in Lyon die Autoserumbehandlung mit Vorteil durchgeführt. Das Serum wird den an der Grenze des Erysipels liegenden Phlyktänen entnommen und in der Glutäalgegend injiziert. Wenn keine Phlyktänen gebildet sind, so werden sie durch Kataplasma erzeugt.

Gegen Pyocyaneus werden auch in der Literatur über Kieferverletzungen die verschiedensten Mittel empfohlen, bei deren Anwendung ein günstiger Verlauf der Infektion beobachtet wurde. Bei Auftreten von Pyocyaneus ist ebenso wie bei Erysipel die Bekämpfung der Verbreitung durch Isolierung des Patienten eine Hauptsache.

Nach Abschluß der Reinigung der Wunde wird die weitere Behandlung der äußeren Weichteilwunden fast nur noch von kosmetischen und funktionellen Gesichtspunkten beherrscht. Jede unter diesen Gesichtspunkten mögliche Naht

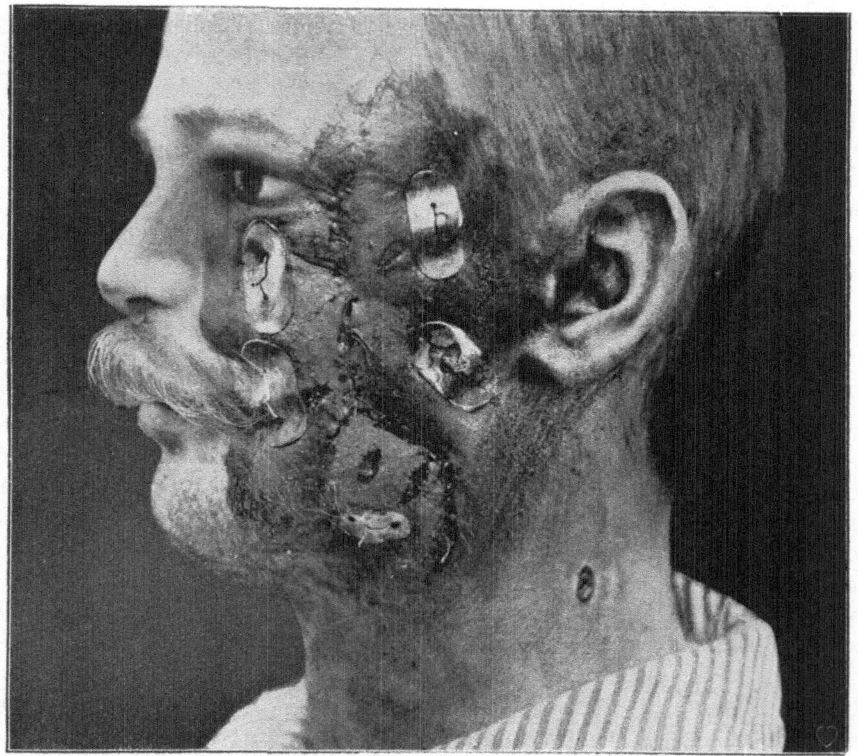

Abb. 17. Plättchennaht. (Aus Lindemann.)

wird in diesem Zeitpunkt durchgeführt. Nach Schröder ist das nach ungefähr acht Tagen der Fall. Maßgebend ist aber nicht die Zeit, sondern der Zustand der Knochen- und Weichteilwunden.

In besonderen Fällen kann gerade die Rücksicht auf die Knochenverletzung eine frühzeitige Naht der Weichteile erfordern. Bei explosivartig von innen nach außen gerichteten Geschoßwirkungen können größere Knochenfragmente lediglich mit den äußeren Weichteilen in Verbindung bleiben und mit den Gesichtslappen nach außen aufgeklappt werden. Die Fragmente können während der ersten Wundreinigung nur durch den äußeren Verband, bei dem den betreffenden Gesichtspartien entsprechend geformte Stützplatten gelegentlich zur Verwendung kommen, in ihrer Lage gehalten werden. Die Sorge um die Wiedereinheilung dieser meist vom lingualen Periost entblößten Knochenfragmente erfordert schon vor Abstoßung aller Oberflächen-Sequester eine definitive Reponierung durch frühzeitige, wenigstens teilweise Naht der äußeren Weichteilwunde. Bei jeder Naht der Gesichtsweichteile haben die von Lindemann zur Entlastung der Naht eingeführten, weitausholenden Drahtnähte mit Verknotung auf Metallplättchen (Abb. 17) weite Anwendung gefunden. Esser befürchtete unter den Plättchen Drucknekrose.

In einfacheren Fällen kann durch die Naht sowohl das funktionelle wie das kosmetische Ziel erreicht werden. Narbenkelloide werden ausgeschnitten. Der Schrumpfung der Schleimhautnarben wird mit den verschiedensten Dehnungs- und Massagemitteln entgegengearbeitet, ebenso wie den Wiederverwachsungen durchtrennter Narbenstränge der Wangen, der Zunge mit den Alveolarfortsätzen.

Auch wenn von Anfang an durch Tamponade und Dehnungsvorrichtungen derartigen Verwachsungen entgegengearbeitet wird, so lassen sie sich doch nicht in allen Fällen von vornherein verhüten. In der Behebung der durch diese Verwachsungen verursachten funktionellen Störungen besteht ein großer Teil der Nachbehandlung der Kieferverletzten. In der Regel wird durch eine einfache Durchtrennung der Verwachsungen keine dauernde Besserung erzielt, wenn nicht einer Wiederverklebung der Wundflächen vorgebeugt wird. Bei Verwachsungen des Vestibulum oris hat sich allgemein die Zwischenlagerung von entsprechend geformten Plättchen aus Metall oder sonstigem glatten Material wie Zelluloid, die an einem dentalen Schienenverband ihren Halt finden, bewährt. Bei Verwachsungen der Zunge verfolgt die Tamponade, die durch Drahtbügel fest an Ort und Stelle gehalten wird, denselben Zweck. Nach Möglichkeit wird durch besondere Gestaltung der Naht der durchtrennten Verwachsungsflächen die Wundfläche mit Schleimhaut überzogen. Szabò empfiehlt, den frei lospräparierten Schleimhautlappen so an seine Basis niederzunähen, daß nur noch am Knochen eine offene Wundfläche vorhanden ist. Bei Fällen, in denen keine sachgemäße Fixierung der Kieferfragmente rechtzeitig vorgenommen wird, können hauptsächlich durch narbige Verwachsungen des Mundbodens starke Dislokationen der Unterkieferfragmente verursacht werden. Zur späteren Reponierung dieser Fragmente kommen in erster Linie alle die orthopädischen Maßnahmen in Betracht, die einen Hauptteil der Schienenbehandlung der Unterkieferbrüche bilden. Die blutige Durchtrennung der Verwachsungen und Lösung der Narben unterstützten diese Maßnahmen. Dem chirurgischen Eingreifen gibt Lexer gegenüber der langsamen Dehnung der Narben des Mundbodens den Vorzug.

Die narbigen Verwachsungen der Weichteilwunden der Mundhöhlenwandung können zum Verschluß der natürlichen Mündungen der Speicheldrüsen und dadurch zur Bildung von Speichelzysten oder Speichelfisteln führen. Wenn auch die Bildung dauernder Speichelfisteln ebenso wie sonstige Komplikationen von seiten der Speicheldrüse nach den allgemein gemachten Erfahrungen weit weniger häufig sind, als man es bei der Ausdehnung der Kriegsverletzungen der Kiefer erwarten sollte, so kommen doch gelegentlich alle diese Komplikationen zur Beobachtung. Gegen überreiche Salivation und bei Speichelretention bewähren sich Atropinpräparate. v. Arkövy und v. Rottenbiller geben das Atropin in Form von Eumydrin. Chirurgisch kommt bei Verwachsung der Ausführungsgänge der Drüsen oder bei äußeren Speichelfisteln die Bildung eines neuen oder Verlagerung des alten Ganges in Betracht. Lindemann beschreibt einige derartige Operationen, bei denen er sich zur Bildung eines neuen Ausführungsganges mit Vorteil besonders konstruierter Kanülen bediente.

Die häufigste funktionelle Störung als Folgeerscheinung der Weichteilwunden bei den Kriegsverletzungen der Kiefer ist die durch Verwachsungen und narbige Kontrakturen verursachte Kieferklemme. Die Behandlung dieser sehr hartnäckigen Ankylose geschieht hauptsächlich durch eine Reihe orthopädischer Maßnahmen, die sich entweder der Wirkung der schiefen Ebene eines zwischen die Zahnreihen vorgetriebenen Keiles oder von Elastizitäts- und Torsionskräften, die mittelst besonderer Vorrichtungen zwischen die Zahnreihen eingespannt werden, bedienen. Die orthopädische Behandlung der narbigen Kieferklemmen kann durch Exzision der Narben wesentlich gefördert werden. Nach den allgemeinen Erfahrungen ist aber mit einer ausschließlich chirurgischen Behandlung nur selten ein Dauererfolg zu erzielen, da die Narben der verheilten Operationswunden wieder zu denselben Folgeerscheinungen führen. Selbst ganz geringfügige Verletzungen des Masseter, Temporalis und besonders des Pterygoideus internus können hochgradige narbige Ankylosen veranlassen. Besonders hartnäckig sind diese narbigen Kontrakturen, solange noch Geschoßteile in den Muskeln eingenarbt sind. Derartige Fremdkörper werden, wenn das ohne weitere Schädigung des Muskels geschehen kann, entfernt. Nach Verletzungen des Massetergebietes sind die Muskelnarben meist mit so ausgedehnten straffen Schleimhautnarben der Wange verflochten, daß eine Durchtrennung des Masseteransatzes keine oder nur geringe Besserung der Ankylose herbeiführt. Bei narbigen Kontrakturen des Temporalis empfiehlt Heile die Resektion des Kronenfortsatzes. Zur Behebung der nach Wangendefekt entstandenen narbigen Kieferklemme nimmt v. Hacker eine ausgedehnte Wangenplastik (gestielter Israelscher Lappen) vor. Bei systematischer Durchführung der orthopädischen Maßnahmen lassen sich, gegebenenfalls in Kombination mit chirurgischen Eingriffen, nahezu alle narbigen Kieferklemmen soweit beheben, daß wieder eine genügende Funktion erreicht wird. Eine Öffnungsweite von 20 mm zwischen den oberen und unteren Schneidezähnen gilt allgemein als unterste Grenze, die erreicht werden muß. Die orthopädische Behandlung erfordert viel Zeit und Geduld von seiten des Arztes und besonders von seiten des Patienten, dem bei allzu energischem Vorgehen mit nicht federnden Kräften erhebliche Schmerzen verursacht werden können. Während der Dehnungsbehandlung ist insbesondere dafür zu sorgen, daß die während des Tages erzielten Fortschritte nachts nicht zurückgehen. Auch nach erfolgter Dehnung der Narben bedürfen alle, durch Kontraktur von Weichteilen verursachten Kieferklemmen noch einer längeren Kontrolle und Nachbehandlung, da die Neigung zu Rezidiven besonders unter den Einflüssen kalter Witterung sehr groß ist. Eine derartige Kontrolle ist geradezu unerläßlich, wenn man sich ein definitives Urteil über den Behandlungserfolg verschaffen will.

Die mechanische Dehnung der Narben kann noch durch andere physikalische und chemische Mittel unterstützt werden. Hierzu gehören in erster Linie wiederum alle die Mittel, die durch Stauung und thermische Reize eine lokale Hyperämie erzeugen. Bei Muskeltrismus empfiehlt v. Arkövy an Stelle der warmen Kataplasmen kleine, stark angewärmte Kochsalzsäckchen. Durch elektrische Reizung der Muskeln können Bindegewebsnarben gedehnt und nach

Becker auch direkt schlaffer gestaltet werden. Hauptmeyer macht auf die in Frankreich geübte Anregung elektrolytischer Vorgänge zum Zwecke der Entfärbung und Erweichung der Narben aufmerksam. Die von Hauptmeyer mit gutem Erfolg bei oberflächlichen Gesichtsnarben zur Vaskularisierung und Erweichung der Narben durchgeführte Ignipunktur wird von ihm auch bei Schleimhautnarben in der Mundhöhle zur Bekämpfung der narbigen Ankylosen angewandt. Von den verschiedensten Seiten werden bei der Narbenbehandlung nach Kieferschüssen gute Erfolge nach Fibrolysin-Injektionen berichtet. v. Arkövy empfiehlt neben der thermischen Behandlung der Muskeltrismen Einreibung von Ebaga mercuriale oder, wenn auch auf nachbarliche

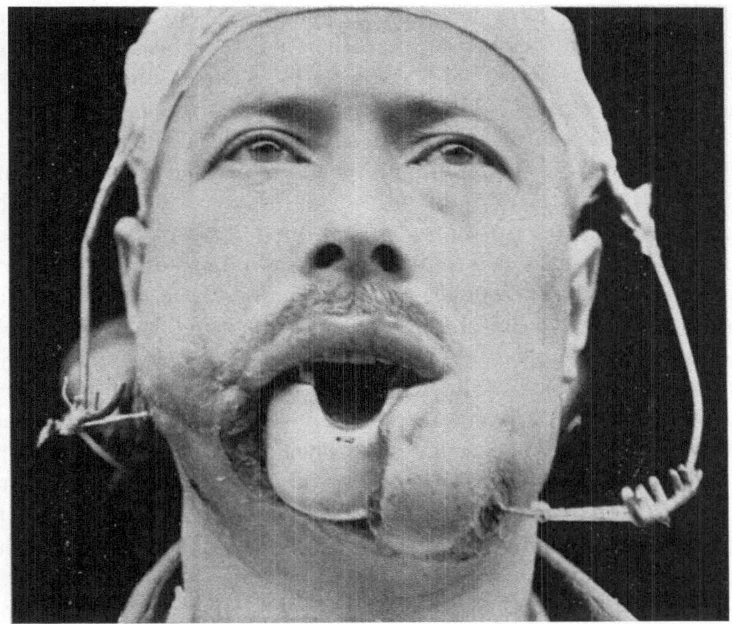

Abb. 18. Stützprothese für Weichteilplastik. Doppelseitige Nagelextension. (Aus Bruhn.)

Drüsen Rücksicht zu nehmen ist, Jod-Ebaga. Wo alle diese Mittel nicht für sich allein zum Ziele führen, dienen sie sowohl der Vorbereitung der Weichteile für plastische Operationen als auch der Nachbehandlung der durch die Operationen erzielten Resultate. In vielen Fällen können dadurch die plastischen Operationen auf kleinere Weichteilkorrekturen, wie Behebung von narbigem Lippen-Ektropion oder Erweiterung der verkleinerten Mundspalte, beschränkt werden. Besonders die Dehnung narbig verengter Mundspalten kann eine wesentliche Unterstützung der operativen Erweiterung und Plastik bilden. (Siehe Abb. 67.)

Bei größeren Substanzverlusten sind sowohl die kosmetischen wie die funktionellen Aufgaben nur durch eine deckende Weichteilplastik zu lösen. Zuckerkandl empfiehlt auch bei Kieferverletzungen die Vornahme dieser plastischen Operationen sofort nach Reinigung der Wunden. Bei größeren Substanzverlusten der Weichteile kann bis zu einer späteren plastischen Operation durch Dehnung des Narbengewebes mittels der in allen Kieferlazaretten den speziellen Erfordernissen der späteren Plastik angepaßten Dehnungsvorrichtungen den Narbenkontrakturen entgegengearbeitet und durch die mit der Dehnung verbundene Massage das besonders wertvolle Schleimhautmaterial vermehrt werden. In einer Reihe von Arbeiten zeigt Lindemann die Vorzüge des allmählichen plastischen Aufbaues durch mehrere sich systematisch aneinander reihende Teilplastiken. Eine wesentliche Unterstützung in der Erreichung der besten kosmetischen Resultate der Weichteilplastiken des Gesichtes bieten die meist im Anschluß an die dentale Schienung des Kiefers angebrachten Stützprothesen, die den sie überdeckenden Weichteillappen als Halt und formende Unterlage dienen und dadurch die gefürchtete Schrumpfung der überpflanzten deckenden Lappen verhindern. (Siehe Abb. 18.) Die anfänglich gegen die Verwendung derartiger Stützprothesen sich erhebenden chirurgischen Bedenken wurden durch die reichen in nahezu allen Kieferlazaretten gesammelten Erfahrungen nicht bestätigt. Lexer vermeidet nach Möglichkeit die Unterlagerung von Fremdkörpermaterial, da es zwischen Stützprothese und der darüber gepflanzten Haut leicht zu Sekretstauungen und allmählich durch Schrumpfung der Weichteile zu Dekubitus, Entzündungen und dann zu vermehrter Schrumpfung kommen kann. Diesen Gefahren kann durch zweckmäßige Konstruktion der Stützprothesen vorgebeugt werden. Vor allem müssen derartige Operationsprothesen, wie Schröder betont, leicht abnehmbar sein, auch ist bei Wahl des Materiales auf leicht durchführbare Verkleinerung und Formänderung Bedacht zu nehmen. Durch Wahl der Befestigung der Stützprothesen je nach Lage des zu deckenden Weichteildefektes am Ober- oder Unterkiefer kann die Reibung zwischen überpflanztem Lappen und der Oberfläche des entweder mit dem Lappen in Ruhelage gehaltenen oder mit ihm gleichmäßig bei der Funktion bewegten Fremdkörpers vermieden werden. Eine Reihe derartiger Prothesen ist u. a. in den Veröffentlichungen von Bruhn an einem reichen kasuistischen Material beschrieben. Besonders bei allen größeren Kinnplastiken (Abb. 18), denen infolge Knochendefektes jegliche Unterlage fehlt, haben sich allgemein derartige Stützprothesen bewährt. Von diesen lediglich im Sinne eines stützenden und formenden Wundverbandes wirkenden Operationsprothesen sind diejenigen Stützprothesen zu unterscheiden, die in die Weichteile verpackt werden und einen dauernden Halt sowohl der Knochen wie der Weichteile bieten sollen. Diese in der Kriegsliteratur über Kieferverletzungen gelegentlich erwähnten Stützapparate der Weichteile sind Definitivprothesen und lehnen sich nach Konstruktions- und Verwendungsart den früher allgemeiner üblichen Immediatprothesen, die an den Knochenstümpfen ihren Halt finden, an, nur daß sie möglichst einfach und nicht voluminös und in möglichst reizlosem Material hergestellt werden. Ihre Verwendung ist ebenso wie die der Fixierung der Knochenfragmente dienenden Immediatprothesen durch den Ausbau der Knochenplastik bei den Kriegsverletzungen immer mehr in den Hintergrund getreten.

Zur Gewinnung des Lappenmaterials bei Gesichtsplastiken kommen alle Methoden plastischer Weichteiloperationen in Betracht, über deren einzelne Ausführung in zahlreichen Arbeiten der Kriegsliteratur berichtet wird.

Über die Wahl des Zeitpunktes zur Ausführung der Gesichtsplastiken bei Kieferschußverletzungen entscheidet weniger der Zustand der Weichteile, als derjenige der Knochenwunden. Die Abstoßung der Knochensequester in den nicht vernähten oder gedeckten, breit ausgranulierenden Wunden erfolgt leichter, als wenn sie nach Naht der äußeren Weichteile nur nach der Mundhöhle zu erfolgen kann. Auf alle Fälle muß, wie auch Lexer betont, bei gleichzeitiger Kieferverletzung die Versorgung des Kieferbruches wenn nicht endgültig, so doch vorläufig durch die Fixierungsapparate abgeschlossen sein. Sobald unter diesen Umständen nicht mehr mit Wundkomplikationen von seiten der Knochenwunde zu rechnen ist, erfolgt die Wahl des Zeitpunktes nach dem Zustand der Weichteilverletzung. Bei Substanzverlusten des Unterkiefers können die Rücksichten auf eine später notwendige plastische Deckung des Knochendefektes eine frühzeitige Weichteilplastik erfordern, da, wie Lindemann betont, vielfach erst dadurch ein genügendes Bett für die sichere Einlagerung des plastischen Knochenmaterials geschaffen werden kann. In besonders gelagerten Fällen wird auch, wie vereinzelt berichtet wird, die Knochen- und Weichteilplastik zu gleicher Zeit durchgeführt. Lexer zieht die Stützung der Weichteile durch Knochen jeder anderen Stützvorrichtung vor.

Bei der konservativen Behandlungsmethode, die besonders bei den Unterkieferschußbrüchen während des gegenwärtigen Krieges immer mehr zur Geltung kam, ist noch lange Zeit nach der Verletzung mit der Abstoßung von Sequestern zu rechnen. Wenn Sequester zu lange in der Bruchstelle verbleiben, so kann durch sie die Konsolidierung des Knochenbruches verzögert, ja verhindert werden. Lange bestehenbleibende Fisteln werden auf Sequester untersucht und ausgekratzt. Nach der Auskratzung müssen noch einige Zeit hindurch die Fistelgänge offen gehalten werden. v. Rottenbiller ist ganz gegen die Auskratzung. Er empfiehlt Ortizonstäbchen. Auch Perhydritstäbchen finden vielseitige Verwendung. Bei Behandlung lange persistierender Fisteln geht v. Arkövy graduell nach jedesmaligem Versagen des schwächeren Mittels in folgender Reihenfolge vor. Erst Durchspritzen mit Chlorwasser, dann mit 2 % Karbollösung, Exkochleation und schließlich die Thermokauterisation.

Wenn nach ungefähr 8 Wochen die Eiterung nicht aufhört, empfiehlt Loos die erste Ausräumung der Knochenwunde. Die Verzögerung der Knochenneubildung durch Sequester haben Gardany und Ertl schon während der ersten Tage nach der Verletzung zu einem frühzeitigen Eingreifen in die Knochenwunden bestimmt. Für diesen frühzeitigen Eingriff, den sie in fast allen Fällen größerer Zertrümmerung des Unterkiefers vornahmen, sucht Ertl später zu einer engeren Indikationsstellung zu gelangen. In dem Ausbleiben einer Konsolidation innerhalb der ersten 8 Wochen erblickt er ein Unterscheidungsmerkmal dafür, ob die einzelnen Knochenfragmente noch durch Periostbrücken verbunden sind oder nicht. Im letzteren Falle legt Ertl durch einen Schnitt am unteren Kieferrand die Frakturstelle auf und bildet durch Aneinanderreihen der einzelnen, selbst kleinsten Knochenfragmente und Perioststückchen eine mosaikartige Brücke zwischen den beiden Enden der Bruchfragmente. Nekrotische Knochensplitter werden entfernt und die Ränder der großen Fragmente geglättet. Durch diese frühzeitige osteoperiostale Plastik können nach Ertl nahezu alle, selbst größere Defektfrakturen nach kurzer Zeit zur Konsolidation gebracht werden. Nach unseren sich mit den Angaben der meisten Autoren deckenden Erfahrungen kommen, abgesehen von den einfachen Fissurenfrakturen, die meisten Unterkieferfrakturen nicht innerhalb der ersten 8 Wochen zu einer klinischen Konsolidation.

Bei sehr vielen ausgedehnten Splitterfrakturen, wie die von Ertl als Segmentbrüche bezeichneten, sahen wir nach vielen Monaten ja sogar nach Jahresfrist
ohne chirurgisches Eingreifen noch knöcherne Konsolidation eintreten. Andererseits können auch Brüche mit keinem oder nur geringem Substanzverlust, die
von vornherein eine günstige Prognose bieten, mit Pseudarthrosenbildung
enden. Abgesehen von ungünstig gelagerten Frakturen im aufsteigenden
Ast zeigen manche Fälle von Frakturen in der Symphyse des Unterkiefers
trotz unerheblicher Substanzverluste nur geringe Heilungstendenz. v. Wunschheim, der gleichfalls auf diese Erscheinung hinweist, erblickt die Ursache
in den schwankenden, von ihm als Atmung der Fragmente bezeichneten Bewegungen, die die beiderseitigen Fragmente trotz fester dentaler Schienung bei der
Öffnung und Schließung ausführen können. Daneben erscheint uns als mitwirkend die während des Klaffens im Moment der Verletzung erfolgte Interposition von Weichteilen, die nach dem durch die Innenwirkung der Öffner
sofort erfolgenden Ausgleich der Dislokation nicht rechtzeitig behoben wird

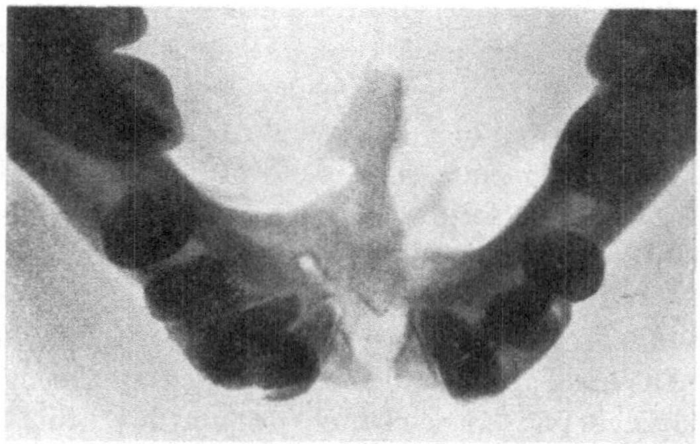

Abb. 19. Knochenspange des Mundbodens (intraoraler Film).

und zu Störungen des ersten Heilungsverlaufes der Knochenwunde führen
kann. Eine frühzeitige Anfrischung derartiger Frakturen scheint daher am
Platze. Aber auch durch eine systematische Durchführung einer festen Fixierung läßt sich oft ohne größere operative Eingriffe eine nachträgliche Konsolidierung mit fester knöcherner Verbindung erreichen.

In sehr vielen Fällen trat die knöcherne Verbindung nicht als direkte
Brücke zwischen den beiden Fragmenten, sondern als eine mundbodenwärts
gerichtete Bogenspange auch. Während der Entstehung fühlt sich diese Mundbodenspange wie hypertrophischer Kallus an. Die fortgesetzte Röntgenkontrolle zeigt aber meist, daß es sich um Knochenbildung handelt, die aus verlagerten Knochenstückchen, hauptsächlich aber aus verlagertem Periost hervorgehen. Abb. 19 eines Mundbodenfilms zeigt eine derartige Knochenbrücke,
die, ohne daß von den sich gegenüberstehenden Knochenfragmenten irgendwelche Knochenneubildung erfolgte, nach vielen Monaten zu einer festen knöchernen Verbindung führte. Auf Grund einer Reihe derartiger Beobachtungen
glauben wir, daß der Zug der Geniohyoidei an der Verlagerung des Periostes,
die wir in dieser Ausdehnung nur bei Mittellinienfrakturen beobachteten, be-

teilt und somit ein weiterer Faktor für die langsame Konsolidierung dieser Frakturen ist. Inwiefern in diesen Fällen durch eine frühzeitige osteoperiostale Plastik diese Periostverlagerung durch Muskelzug ausgeschaltet werden kann, entzieht sich mangels eigener Erfahrung und entsprechender Angaben in der Literatur unserer Kenntnis. Ein frühzeitiges operatives Eingreifen erschien uns in den Fällen angezeigt, wo, soweit das nicht schon während der ersten Wundbehandlung mittelst Tamponade und einfacher Haltevorrichtungen erfolgen konnte, eine Rückverlagerung abgesprengter Stücke des Kieferkörpers in die Defektstelle durch Mobilisierung möglich war. Wo Weichteilspannungen und Muskelzug eine festere Fixierung nötig machte, wurde, falls die Operation unter vollkommen aseptischen Verhältnissen durchzuführen war, eine versenkte Drahtnaht gelegt. In anderen Fällen wurden die durch die Knochenfragmente gezogenen Drähte an der dentalen Schiene befestigt in ähnlicher Weise, wie Lexer das Herabsinken der Weichteile bei Plastiken an Drahtbügeln der Zähne verhindert. Meist aber wurde der Halt in der Weichteilnaht und im äußeren Verband gefunden. Bei Vornahme aller frühzeitigen chirurgischen Eingriffe in die Knochenwunden der Unterkiefer bleibt die Erwägung maßgebend, daß durch den Eingriff keine regenerationsfähigen Teile geschädigt werden. Gerade die bei den Kriegsverletzungen allgemein beobachtete Regenerationsfähigkeit kleinster Knochenfragmente, die wie Knochenschrot aussehen können, haben fast überall zu einem längeren abwartenden Verhalten geführt. Ein sicheres Merkmal, wann die gerade beim Unterkiefer lange anhaltende Regenerationsfähigkeit aufgehört hat, ist nicht vorhanden, Erst der längere Zeit beobachtete Stillstand jeglichen Fortschrittes in der Konsolidation kann als genügendes Anzeichen für die unbedingte Notwendigkeit weiterer Eingriffe angesehen werden. Durch rechtzeitiges Eingreifen kann in vielen Fällen, wie Ertl betont, der Heilungsverlauf abgekürzt und manche Pseudarthrosenbildung verhütet werden. Wenn auch die Behandlung der Pseudarthrosen ebenso wie die plastische Deckung der Knochendefekte den Hauptteil der Nachbehandlung der Unterkieferbrüche bildet, so ist doch allgemein die Verhütung von Pseudarthrosen von Anfang an die dauernde Hauptsorge jeglicher Art von Kieferbehandlung. Bei der Verschiedenartigkeit der einzelnen Fälle läßt sich ein brauchbarer Prozentsatz der mit Pseudarthrose endigenden Kieferverletzungen nicht gewinnen.

Im Oberkiefer ist eine eigentliche Pseudarthrosenbildung infolge der anatomischen Verhältnisse nahezu ausgeschlossen. Bei glatten Abtrennungen kommen wenigstens einige der vielen Knochenverstrebungen zur knöchernen Verbindung. Auch können schon zahlreiche bindegewebige Vernarbungen dem abgetrennten Oberkieferteil einen festen Halt an seine Unterlage geben, so daß eine genaue Einsicht über die Art der klinischen Konsolidierung nicht ohne weiteres möglich ist. Immerhin gelangten einige Fälle derartiger Pseudarthrosen oder, richtiger gesagt nicht knöchern ausheilender Oberkieferbrüche in unsere Beobachtung. Einfache Alveolarbrüche kommen auch bei den Kriegsverletzungen geradezu regelmäßig zur Anheilung. Zertrümmerungs- und Defektverletzungen enden mit entsprechenden Teildefekten, für die plastischer und prothetischer Ersatz in Frage kommen.

Bei Unterkieferbrüchen hingegen begünstigen alle anatomischen und physiologischen Verhältnisse die Pseudarthrosenbildung. Ganz allgemein ist die

Pseudarthrosenbildung auf ein stärkeres Wuchern des narbigen Bindegewebe gegenüber der Knochenneubildung zurückzuführen. Diese schon normalerweise stärkere Wucherung wird durch die jede gewebliche Differenzierung beeinträchtigenden eitrigen Prozesse noch verstärkt. Beim Mangel einer direkten Berührung der Knochenfragmente wird durch das zwischenwuchernde Bindegewebe nicht nur der Knochenneubildung vorzeitig Einhalt geboten, sondern die durch das torpide narbige Bindegewebe geschaffenen schlechten Ernährungsbedingungen der direkten Umgebung können sogar bald zur Atrophie der Enden der Knochenfragmente führen. Etwaige metaplastische Verknöcherungen des zwischengelagerten Bindegewebes sind uns nicht bekannt geworden. Bei der Torpidität des narbigen Bindegewebes sind sie auch unwahrscheinlich. Jedenfalls haben sie keine praktische Bedeutung. Funktionell wird die Pseudarthrosenbildung durch dauerndes Gegeneinanderbewegen der sich berührenden Knochenfragmente herbeigeführt. Beim Unterkiefer kommt in erster Linie die funktionelle Ursache in Betracht. Sie kann nur durch gegenseitige Ruhigstellung der Fragmente bekämpft werden. Die zahnärztlichen Schienenverbände sichern eine weitgehende derartige Ruhigstellung, ohne daß die Funktion des Kiefers aufgehoben wird. Die Fortschritte der Schienenbehandlung der Unterkiefer in Deutschland zeigen sich gerade im Ausbau der hauptsächlich von Schröder eingeführten funktionellen Unterkieferverbände. Durch diese Verbände wird auch für Frakturen, die nicht zwischen zwei an Zähnen fest zu packenden Fragmenten liegen, eine gleichmäßige Führung der Fragmente bei der Funktion und durch funktionelle Verankerung am festen Oberkiefer ein ruhigstellender Halt gegeben. In Frankreich wurde nach dem Bericht von Reutlinger bei Frakturen außerhalb der Zahnreihe, wie diejenigen des Kieferwinkels und des aufsteigenden Astes, mehr nach Art der älteren Kieferbruchbehandlung die Ruhigstellung durch feste Fixierung des Unterkiefers an dem Oberkiefer unter Aufhebung der Funktion gesucht. Diese als „Bloquage" bezeichnete Immobilisierung des Unterkiefers kann nach den allgemeinen Erfahrungen auch bei den Kriegsverletzungen nicht zu den regulären Behandlungsmethoden gerechnet werden. In einigen anfänglich wenigen Fällen, in denen wir uns aus besonderen Umständen zur Unterstützung der dentalen Schiene dazu entschlossen, hat sich uns eine derartige Immobilisierung gut bewährt. Da wir durchgehend eine rasche Zunahme der Konsolidation auch in zweifelhaften Fällen feststellen konnten, entschieden wir uns immer leichter und häufiger zur Immobilisierung. Die in einfachster Weise lösbare Immobilisierung wurde anfänglich wenigstens einmal täglich geöffnet und einige Bewegungen unter Kontrolle durchgeführt. Der Ausfall der Funktion während einiger Zeit wurde beim Lazarettaufenthalt und bei der für Kieferverletzte besonders zubereiteten Kost nicht allzu störend empfunden. Insbesondere haben sich Befürchtungen von Ernährungstörungen als Folgen des Ausfalles des Kauens und der Einspeichelung nicht im Geringsten bestätigt. Die regelmäßigen Wägungen der Patienten ergaben bei den Frischverletzten die in den ersten Wochen des Lazarettaufenthaltes normale Gewichtszunahme. Bei allen übrigen Patienten, von denen manche schwere körperliche Arbeit verrichteten, waren normale Gewichtsverhältnisse und nicht die geringsten sonstigen Anzeichen einer Ernährungsstörung vorhanden. Für Reinigen des Mundes und der in den erwähnten Fällen nicht beträchtlichen Wunden muß dabei durch die Art der Immobilisierung gesorgt werden. Schädigungen des Gelenkes und der Muskulatur haben wir sowohl in diesen wie in allen anderen Fällen, in denen wir eine Immobilisierung des Unterkiefers während einiger Zeit vornahmen, niemals beobachtet. Die Unvollkommenheit der knöchernen Gelenkteile läßt manche für präzisere Knochengelenke aus der Immobilisierung sich ergebende Gefahren schon von vornherein beim Kiefergelenk nur gering erscheinen. Selbst in Okklusionsstellung haben die Schließer, insbesondere die Masseter, noch die Möglichkeit zu geringen Kontraktionen, die bei einer Immobilisierung mit ca. 1 cm Öffnungsweite für alle Kiefermuskeln vorhanden ist, so daß auch die Gefahr einer Inaktivitätsatrophie der Muskeln nicht zu befürchten ist. Bei Verletzungen des Gelenkes oder in der Nähe des Gelenkes, wie überhaupt bei ausgedehnten Verletzungen der Weichteile, kommt die Immobilisierung wegen der Gefahr schwerer funktioneller Störungen am besten von vornherein nicht in Betracht. Steinkamm empfiehlt die Immobilisierung bei Frakturen der Mittellinie.

Die Pseudarthrosenbildung durch Zwischenwucherung von Bindegeweben sucht die Schienenbehandlung durch möglichst genaue Adaptation der gegenseitigen Knochenfragmente zu verhindern. Bei Frakturen ohne durchgehenden Substanzverlust gibt die Einstellung der Zähne der Fragmente in die vor der Verletzung vorhandene Artikulation das beste Kriterium für die genaue Reposition der Knochenfragmente ab. Bei einem die ganze Breite des Unterkiefers durchsetzenden Substanzverlust kann aber die genaue Reposition der einzelnen Fragmente lediglich den Defekt in seiner natürlichen Größe und Breite herstellen. Eine Konsolidierung kann hier nur durch Knochenneubildung von den beiderseitigen Fragmentenden her eintreten, wenn nicht kleinere Knochenstücke und Periostteile in die Defektstelle eingelagert sind. Bei dem ganz und gar bruchförmigen Charakter auch der Kieferschußverletzungen ist das, wie auch die Erfahrungen bestätigen, zwar meistens der Fall, doch bleibt die Möglichkeit einer glatten Ausräumung der Defektstelle bestehen. Da aber auch hierfür einigermaßen ein Urteil erst aus dem späteren Heilungsverlauf gewonnen werden kann, gilt trotzdem die Einstellung der Fragmente nach der Artikulation als Regel. Wo ein Ausgleich des Defektes durch funktionell nicht störende und durch andere Mittel wieder zu behebende Artikulationsverschiebung möglich war, haben wir uns in einigen Fällen im Interesse der Konsolidierung des Knochenbruches zur Abweichung von der Hauptregel entschlossen und eine Konsolidation unter Verkürzung des normalen Kieferbogens herbeigeführt. Derartige Fälle müssen aber als Ausnahme angesehen werden. In der Regel läßt sich eine Entscheidung für die mit der Vornahme einer derartigen Verkürzung verbundenen Fragen erst in der Nachbehandlungsperiode finden. Bei Defektfrakturen der hinteren Molarengegend und des Kieferwinkels können, wie E. Lickteig an einigen Röntgendiagrammen zeigt, kleinere Defekte durch die nach vorn oben erfolgte Dislokation des hinteren Fragmentes überbrückt werden, ohne daß durch die in dieser Stellung erfolgte Konsolidation funktionelle Störungen irgendwelcher Art eintreten. Wenn trotz günstiger Lagerung der Fragmente die Konsolidierung nach mehreren Wochen nicht fortschreitet, kann die Exzision des narbigen Bindegewebes und die blutige Anfrischung der Fragmente zum Ziele führen.

Behandlung der Pseudarthrosen.

Zur Anregung werden nahezu alle die verschiedenen Mittel empfohlen und angewandt, die schon seit lange in der Bekämpfung der Pseudarthrose versucht wurden. Es kommen hier in erster Linie alle Mittel in Betracht, die eine lokale Hyperämie erzielen können. Schröder greift das von Thomas[1]) empfohlene Anklopfen der Fragmente wieder auf. Auch weist er darauf hin, daß die bei den Gesichtsverletzungen allgemein übliche Anwendung der Klappschen Sauggläser durch die Stauung ebenso wie die Föhnbehandlung nicht nur schmerzstillende Antiphlogistine, sondern im Sinne des alten „Damning" nach Thomas auch Mittel zur Förderung des Knochenwachstums sind. Auch lokale Injektionen reizender Mittel, wie Alkohol, Jod u. dgl. wurde verschiedentlich ausgeführt. v. Arkövy macht auf die von Schreiber empfohlene Injektion einer $8\,^0/_0$igen Chlorzinklösung aufmerksam, nur rät er zu einer schwächeren, höchstens $^1/_4$—$^1/_2\,^0/_0$igen Lösung. Denselben Zweck in organischerer Weise verfolgen Injektionen körpereigenen Blutes. Bergel hat ein inaktiviertes Fibrin aus Pferdeblut hergestellt, das von ihm und nach seiner Angabe auch anderwärts vielfach in Form einer Emulsion in physiologischer Kochsalzlösung in die Pseudarthrosen der Unterkiefer injiziert wurde. Die auch von uns in einer Reihe von Fällen mit dem Bergelschen Fibrin ausgeführten Injektionen wurden teilweise mit körpereigenem Blut kombiniert. Schröder hat die von Nakakara und Dilger[2]) bei Tierexperimenten erprobte Injektion feinverteilter Periostteilchen auf die Pseudarthrosen der Unterkiefer angewandt. Auch die organische Knochensubstanz ist in Form von Gelatine zur Injektion empfohlen worden. Die gesammelten Erfahrungen haben gezeigt, daß alle diese Mittel, auch die organischen, keine spezifischen, die Knochenbildung anregende oder mindestens keine zur praktischen Auswertung genügende Wirkung besitzen. Die gelegentlichen Erfolge müssen meist auf die mit der starken, lanzettförmigen Injektionsnadel vorgenommene Anfrischung der Fragmentenden und auf die der Injektion folgenden lokalen entzündlichen Prozesse zurückgeführt werden. Bei der Wahl eines anderen Injektionsmittels ließen wir uns daher weniger von der Hoffnung auf spezifische Knochenreizung als vielmehr von dem Bestreben leiten, die die Knochenregeneration schädigenden Wirkungen des narbigen Bindegewebes zu bekämpfen. Durch Infiltration des narbigen Gewebes der Pseudarthrosen mit Knochensalzen suchten wir, unter gleichzeitiger möglichst ausgiebiger Anfrischung der Fragmentenden in und um den Spalt mit der von Bergel angegebenen breiten tierärztlichen Injektionsnadel das Bindegewebe zu lockern und wenigstens stellenweise zu verdrängen. Um die Knochensalze möglichst in dem im Knochen vorhandenen Aufbau zu erhalten, wurden sie aus Knochen (Becken oder Schulterblattknochen vom Rind) durch Entfettung und Entleimung unter einem Druck von mindestens 5 Atmosphären bei Temperatur unter 100^0 gewonnen. Aus dem defibrinierten Blut des Patienten wird unter Zusatz von etwas physiologischer Kochsalzlösung die ziemlich dickflüssige Knochensalzemulsion zum Gebrauch fertig gestellt. Die Injektion wurde nur bei Patienten ausgeführt, bei denen die Pseudarthrose schon lange bestand und verschiedentliche andere Mittel keine Besserung erzielt hatten. In einer

---

[1]) H. O. Thomas (the principles of the treatment of fractures and dislocation 1886).

[2]) Nakakara und Dilger, Beitrag 2, klin. Chirurgie 1909. Bd. 63.

Reihe von Fällen trat kurze Zeit nach der Injektion Zunahme der Konsolidation bis zur knöchernen Verwachsung ein. In zwei Fällen trat nach der Injektion eine starke lokale Entzündung auf, die unter Verbänden mit essigsaurer Tonerde bald abklang. An der Injektionsstelle blieb eine starke harte Verdickung zurück, die sich sehr langsam zurückbildete. Während dieser Zeit trat immer größere Festigkeit ein, die schließlich zu einer festen knöchernen Vereinigung führte. Bei dem einen dieser beiden Fälle bestand ursprünglich ein über 2 cm großer Defekt der unteren Hälfte des Kieferkörpers in der Backzahngegend. Einzelne Zacken der oberen Hälfte und des Alveolarteils ragten weiter in den Defekt hinein. Die frühere Knochenplastik hatte mit Ausstoßung des Tibiaspans geendigt. Der Patient verweigerte eine zweite Knochenplastik. Daraufhin wurden die Fragmente durch die Schienung unter Verkürzung des Kieferbogens soweit es die Rücksicht auf die Artikulation gestattete, einander genähert, so daß dem ursprünglichen Defekt nunmehr eine Pseudarthrose entsprach. Gelegentlich der Extraktion des Zahnes des vorspringenden Alveolarteiles wurden die Fragmentenden angefrischt. Die Injektion geschah erst, nachdem längere Zeit nach der Anfrischung keine Besserung eingetreten war. Unter den im Anschluß an die Injektion sich konsolidierenden Pseudarthrosen befanden sich auch solche der Symphysengegend und des aufsteigenden Astes hinter dem Kieferwinkel. In letzteren Fällen wurden die Unterkiefer im Anschluß an funktionell ausgebaute Schienenverbände während der ersten 4 Wochen immobilisiert. Unter denjenigen Fällen, bei denen nach der Injektion keine Besserung eintrat, waren einige, bei denen die Lagerung der Fragmente von vornherein sogar eine günstige Prognose bot. In keinem dieser nicht zur Konsolidierung gelangten Fälle war nach der Injektion eine stärkere Entzündungserscheinung aufgetreten. Die vom infiltrierten Gewebe gebildete Geschwulst war schon nach wenigen Tagen gegen die Unterlage verschieblich.

Die Aufstellung einer größeren Reihe von Kontrollfällen konnte bis jetzt hauptsächlich aus äußeren Gründen nicht erfolgen. Die Erfolge — bei 5 als Kontrollfälle zusammenstellbaren waren es 3 volle Erfolge — müssen daher ebenso wie bei allen anderen Injektionsbehandlungen der Pseudarthrosen als Gelegenheitserfolge angesehen werden.

Zu den weiteren Mitteln in der Behandlung der Pseudarthrosen gehört die Annäherung der angefrischten Fragmente durch Knochennaht. Bei dieser aseptisch durchgeführten Knochennaht fällt von vornherein ein Teil der gegen die primäre Knochennaht sprechenden Gründe weg. Als Fixierung dient sie nur der lokalen Annäherung. Der Halt der Fragmente muß durch die dentale Schienung erreicht werden. Besonders bei der unter funktionell geringgradiger Verkürzung ausgeführten Knochennaht kann vielfach ein Lockern und Reißen der Drahtnaht nur durch entsprechende, dem Zug entgegenwirkende Schienung der Fragmente und, falls das nicht ausreicht durch zeitweilige Immobilisierung verhindert werden.

Statt der einfachen Knochennaht kann die Annäherung der Fragmente durch eine am Knochen festgeschraubte Metallschiene herbeigeführt werden. Diese von Lane stammende Schraubenbandverbindung, die ähnlich auch Lexer empfiehlt, erscheint besonders angebracht, wenn mindestens ein Fragment zahnlos ist (vgl. Abb. 23). Nach Brüchen des aufsteigenden Astes ist die Pseudarthrosenbildung häufig, besonders wenn nach teilweisen

Substanzverlusten des Knochens sich nur spärliche Knochenspangen gegenüber stehen, zwischen denen eine knöcherne Verheilung erfolgen kann. Da bei derartigen Brüchen die Fixierungsmöglichkeiten des hinteren Fragmentes um so geringer sind, je höher der Bruch liegt, so wird die Pseudarthrosenbildung durch die dauernde Dislokation des kleinen hinteren Gelenkteiles begünstigt. Gegen die hartnäckige Dislokationsstellung eines kurzen Gelenkteiles, bietet eine Immobilisierung des Unterkiefers in Schlußstellung, die bei gleichzeitig vorliegenden Weichteilwunden an sich schon den größten Bedenken begegnet, kaum Gewähr. Das gleiche gilt von allen operativen Maßnahmen der Früh- oder Spätbehandlung. Ausschlaggebend aber für den Verzicht der Erschöpfung aller Mittel, diese Pseudarthrosen zu beseitigen, ist die von allen Seiten betonte geringe funktionelle Störung, die derartige

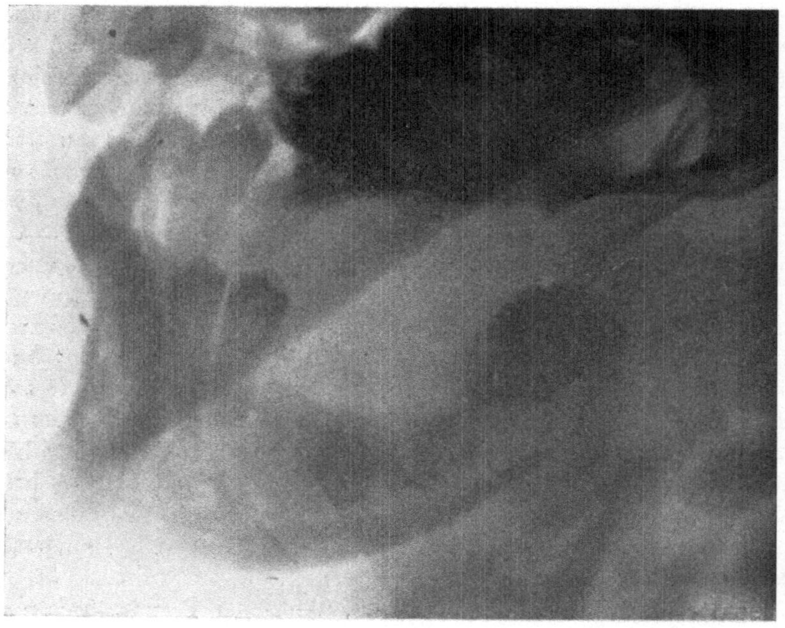

Abb. 20. Funktionelle Nearthrose.

Pseudarthrosen zur Folge haben. Durch die dentale Schienung erhielt der Unterkiefer die richtige Artikulationsstellung und Führung, die nach Abheilung der Knochen- und Weichteilwunden in der Regel dauernd erhalten bleibt. Die Pseudarthrose übernimmt die Funktion des durch starre Ruhigstellung des kleinen Gelenkteiles aus der Funktion ausgeschalteten Kiefergelenkes. Die sich berührenden Knochenspitzen runden sich, wie wir bei einigen Fällen des Straßburger Lazarettes beobachteten (Abb. 20) nach Art von Gelenkteilen ab, so daß im Sinne einer Nearthrose eine funktionell genügende Gelenkführung des Unterkiefers zustande kommt. Ob es durch Bildung einer bindegewebigen Kapsel zur eigentlichen Nearthrose kommen kann, darüber fehlen uns eigene Beobachtungen und Angaben in der Literatur.

Knochenplastik.

Weitaus die meisten Pseudarthrosen der Unterkiefer nach Schußverletzungen sind auf die Substanzverluste des Knochens zurückzuführen. Auch
bei der konservativen Behandlung der Knochenwunden bleiben immer noch
zahlreiche Fälle übrig, bei denen die Regeneration aus Periostfetzen und
Knocheninseln nicht genügt, um den Defekt zu überbrücken. Dies ist um so
mehr der Fall, je mehr die Verletzung einem glatten Abschuß gleicht,
und je restloser die Ausräumung des Defektes durch die Verletzung erfolgt.
Bei allen Behandlungsmethoden kommen nach Abheilung der Knochen- und
Weichteilwunden Defekte von der einfachen Pseudarthrose bis zum Totalverlust
des Unterkiefers in allen Formen und Größen zur Nachbehandlung. In allen
diesen Fällen hat sich die K n o c h e n p l a s t i k, von der gerade bei Unter-

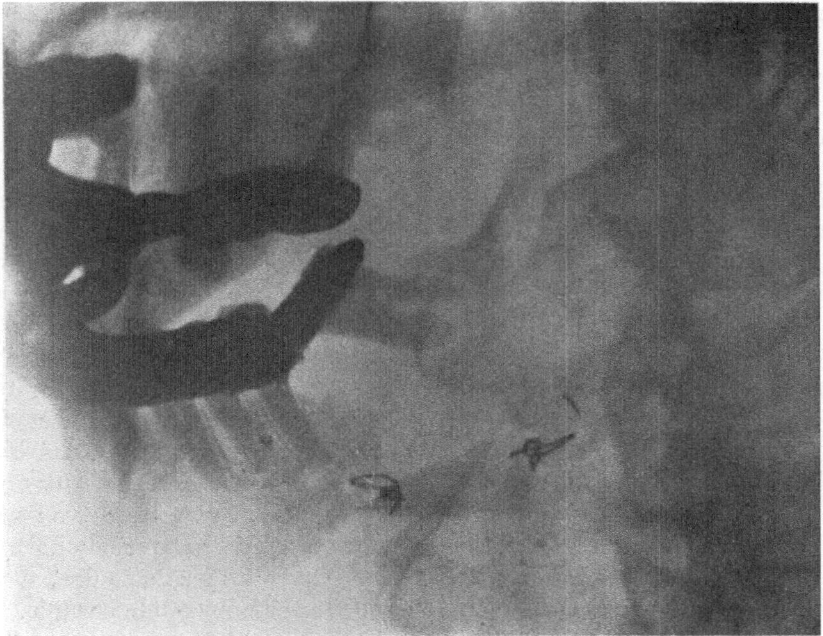

Abb. 21. Knochenplastik mit gestieltem Unterkieferstück.

kieferdefekten im gegenwärtigen Kriege in ausgiebigster Weise Gebrauch gemacht wurde, als souveränes Mittel bewährt. Die von Bardenheuer, Lexer,
Payr, Tilmann, Göbell u. a. ausgebauten Operationsmethoden der plastischen Knochendeckung von Unterkieferdefekten wurden während des gegenwärtigen Krieges in erster Linie von Lindemann, Lexer, Ertl und Klapp
vervollkommnet und fanden rasch die weitgehendste Verbreitung. Entsprechend
dem Stande der Forschung über das Schicksal freitransplantierten Knochens
sind alle osteoplastischen Methoden bestrebt, möglichst günstige biologische
Bedingungen für die Einheilung des Knochentransplantates zu schaffen. Hierzu
gehört in erster Linie die Wahrung vollkommenster Asepsis. Es gilt daher
allgemein als Regel, mit der Vornahme der Knochenplastik so lange zu warten,
bis alle Anzeichen von latenten Eiterherden im Operationsgebiet verschwunden

sind. Zur aseptischen Durchführung der Operation gehört die Vermeidung einer Eröffnung der Mundhöhle als Hauptbedingung.

Den günstigen biologischen Bedingungen der gestielten Knochen-plastik stehen beim Unterkiefer einige schwerwiegende Nachteile gegenüber, so daß ihre Anwendung auf einen engen Indikationskreis beschränkt blieb. Nach Abheilung der Knochen- und Weichteilwunden tritt bei bleibenden durchgehenden Defekten nach Schußverletzungen des Unterkiefers eine starke, konzentrische Atrophie der Fragmentenden ein. Die von Klapp und Schröder mehrfach bei Defekten in der Nähe des Gelenkes beobachtete Sudecksche Knochenatrophie haben wir in keinem derartigen Falle gefunden. Die atrophischen Fragmentenden waren vielmehr wie eburnisiert. Die geringe Regenerationsfähigkeit derart atrophischen Knochenmaterials macht es nicht nur zur Knochenplastik ungeeignet, vielmehr müssen, wie Lindemann betont, die Fragmentenden an der zur Aufnahme des Transplantates bestimmten Stelle bis auf normalen Knochen angefrischt werden. Infolge dieser Umstände kommt die Entnahme größerer Knochenstücke vom Unterkiefer bei Bildung gestielter Kappen zur Knochenplastik noch weniger wie zur freien Knochenplastik in Betracht. Diese Operationsmethoden bleiben auf besonders günstig gelagerte Fälle beschränkt. Abb. 21 zeigt eine derartige gestielte Knochenplastik durch Verlagerung des schräg abgetrennten Kieferkörperteils des vorderen Fragmentendes in den Defekt. Zur Deckung kleinerer Defekte und zur Behandlung der Pseudarthrosen kommt diese Operationsmethode immer wieder in Betracht und wird auch vielfach, wie sich aus den Arbeiten von Lindemann u. a. ergibt, ausgeführt. Bei richtiger Auswahl der Fälle und besonders bei Berücksichtigung der geringen Regenerationsfähigkeit atrophischen Knochenmaterials dürfte nach unseren Erfahrungen die gestielte Knochenplastik durch Verlagerung von Knochenstücken des Unterkiefers neben der freien Knochentransplantation immerhin mehr Bedeutung erhalten. In den neuesten Arbeiten von Pichler und v. Wunschheim wird gleichfalls auf diese Bedeutung erneut hingewiesen[1]). Die plastische Deckung von Defekten durch verlagerte Knochenstücke oder durch Kallusmassen, die sich aus versprengten Periostfetzen gebildet haben, stellt eine Abart dieser Operationsmethode dar, die gelegentlich nach dem Berichte Benraths von Sudeck ausgeführt wurde. Die oben erwähnte frühzeitige Periostknochenplastik von Ertl gehört ebenfalls in diesen Zusammenhang. Die anderen, in erster Linie von Bardenheuer stammenden Methoden der gestielten Knochenplastik (Schlüsselbein, Extremität) kommen beim Unterkiefer kaum noch in Betracht, da sich die chirurgische Praxis auf Grund ihrer praktischen Erfolge mit der freien Knochentransplantation berechtigt fühlt, dem prinzipiellen biologischen Unterschied zwischen gestielter und freier Knochenplastik keine ausschlaggebende Bedeutung beizulegen.

Bei der freien Knochentransplantation kommt als Material nahezu ausnahmslos in der chirurgischen Praxis nur noch körpereigenes Material zur Verwendung. Für kleinere Defekte des Unterkiefers kann es gelegentlich auch aus dem Unterkiefer selbst genommen werden. Nach den Mitteilungen von Seefeld wurden Knochenperioststücke, die dem hinteren Rande des aufsteigenden Astes entnommen waren, zur Deckung von Defekten

---

[1]) Während der letzten Korrektur erschien eine weitere Arbeit von Pichler, die von ausgedehnter Anwendung der gestielten Knochenplastik berichtet.

verwendet. In der Regel kommen aber als Entnahmestellen die verschiedenen, leicht zugänglichen Skeletteile in Betracht, bei denen eine Entnahme von geeignetem Knochenmaterial ohne dauernde Schädigung erfolgen kann. Die früher mehr üblichen Rippen- und Schlüsselbeinsegmente wurden gegenüber den Tibiaknochenspänen immer seltener verwendet. In der zweiten Hälfte der Berichtszeit erfolgte auch die Entnahme des Materials aus dem Beckenkamm immer häufiger. Von Lindemann und den meisten anderen Autoren werden Tibia und Beckenkamm fast ausschließlich gewählt. Klapp bevorzugt Beckenkamm und den 4. Metatarsus, der sich hauptsächlich für Gelenkplastiken eignet. Bei der Wahl des Knochenmaterials sind hauptsächlich operationstechnische Erwägungen maßgebend, doch spricht auch das Bestreben mit, das Material in seinem Verhältnis von Mark, Knochen und Periost möglichst dem gegenwärtigen Stande der Forschungsergebnisse entsprechend zu wählen, wenngleich die chirurgische Praxis dem unbestrittenen Bestand sicherer Kenntnisse über das endgültige Schicksal des Transplantates und seiner einzelnen Bestandteile vorauseilen mußte. Die lange Kriegsdauer brachte es mit sich, daß sich die kriegschirurgische Praxis bereits auf eine immer größer werdende Reihe empirischer Ergebnisse stützen kann. Obgleich sowohl mit periostlosem Knochen, als auch mit nahezu knochenlosem Periosthäutchen günstige Resultate erzielt wurden, wurde es für die allgemeine Praxis zur Regel, einen kräftigen periostbedeckten Knochenspan zu verwenden.

Periostknochenstück.

Sowohl Knochen wie Periost ist vor jeder Schädigung durch die Operationstechnik möglichst zu bewahren. Das Periost des Transplantates wird mit dem Periost der frei präparierten und mit den angefrischten Knochenfragmenten möglichst innig vereinigt. Über die zweckmäßigste Art der Befestigung des Transplantates an den Knochenfragmenten waren die Ansichten von Anfang an verschieden. Gegenüber der loseren Befestigung nach Lexer durch Einschieben des Hauptkörpers des Transplantates in den Defekt und Befestigung überragender, endständiger Ränder in Periosttaschen der Fragmente, bevorzugt Lindemann die Einbolzung in den Knochenkörper. Auch von der Befestigung durch die anfänglich sehr gescheute Drahtligatur, deren sich unter anderen auch Klapp gelegentlich bedient, sahen wir keine Nachteile. Die Erfahrungen haben ergeben, daß die Erfolge der Knochenplastik weniger von der Art der Befestigung des Transplantates am Knochen, als vielmehr von der möglichst gesicherten Ruhigstellung während der auf die Operation folgenden Wochen und Monate abhängt. Eine Zweckmäßigkeit der Funktionsbewegungen ist, ebenso wie das von Bier für alle Knochenbrüche festgestellt wird, bei Knochentransplantationen erst nach Eintritt einer ersten knöchernen Konsolidierung mit Sicherheit anzunehmen. Ebenso wie bei den Knochenbrüchen ist auch bei Knochenplastiken des Unterkiefers die beste und sicherste Fixierung nur durch die zahnärztlichen Schienenverbände zu erreichen. Je weniger die Schienenverbände bei der Operation hinderlich sind und je fester nach erfolgter Operation die Fixierung der Fragmente und des zwischen liegenden Transplantates durch sie gewährleistet wird, um so mehr entsprechen sie den Erfordernissen der Knochenplastik. Bei der Deckung von Defekten zwischen bezahnten Fragmenten kann ohne weiteres durch Schie-

nenverbände eine genügende Fixierung der Fragmente und Ruhigstellung
des Transplantates geschaffen werden. Großen Schwierigkeiten dagegen begegnet
die Ruhigstellung des Transplantates bei Defekten zwischen einem bezahnten
vorderen und einem zahnlosen kleineren hinteren Fragmente. Diese Schwierigkeiten steigern sich noch, wenn keines der Fragmente durch Zähne einen festen
Angriffspunkt für die Schienung bietet. Genügende Aussicht auf Erfolg hat die
Knochenplastik nur dann, wenn die zahnlosen hinteren Fragmente in eine
annähernd normale Stellung gebracht und darin gehalten sind. In vielen Fällen
kann das durch besondere, an den Schienenverbänden angebrachte Vorrichtungen
erreicht werden. Eine genügende Ruhigstellung des Transplantates ist aber
während der Funktion des Unterkiefers nicht zu erreichen. Die Folge sind
ungleichmäßige Bewegungen zwischen Knochenfragment und Transplantat, die
eine feste Verbindung meist zwischen hinterm Fragment und Transplantat

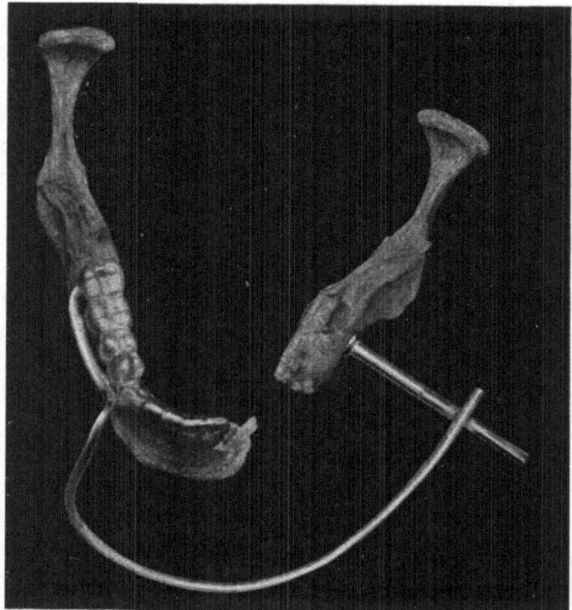

Abb. 22. Fixationsverband mit Nagelextension. (Aus Schröder.)

oder auch beider Fragmente unmöglich machen. Da eine gleichmäßige Führung
des zahnlosen hinteren Fragmentes mit dem vorderen Fragment nicht in genügender Weise mit Hilfe der Schienung zu erreichen war, haben wir uns zur
Aufhebung der Bewegung durch Immobilisierung des Unterkiefers während
einiger Wochen nach der Operation entschlossen. Das Ausbleiben jeglicher
Funktionsstörung bestimmte uns, zur größeren Sicherung der Ruhigstellung
des Transplantates, die Immobilisierung auch bei den Knochenplastiken der
Defekte zwischen bezahnten Fragmenten während einiger Zeit nach der Operation vorzunehmen. Die Immobilisierung erfolgt nicht in Kieferschlußstellung,
sondern in ca. 1 cm Öffnungsweite. Zur Wahl dieser Öffnungsweite führte
neben den bereits oben angeführten Erwägungen die Beobachtung, daß bei
durchgehenden Defekten des Unterkiefers die Fragmente bei der Öffnungs-
und Schließungsbewegung drehende und schwankende Bewegungen ausführen,

durch die die gegenseitige Entfernung gegenüberstehender Punkte der Fragmentenden verändert wird. In ungefähr 1 cm Öffnungsweite liegt die größte Entfernung. Bei der plastischen Deckung ausgedehnter Defekte des Mittelstückes oder nahezu des ganzen Horizontalteiles hat die Immobilisierung noch eine weitere Bedeutung und wird in um so stärkerer Öffnungsstellung durchgeführt, je größer der Defekt und somit je kürzer die Gelenkfragmente sind. In diesen Fällen bereitet besonders bei starken narbigen Verwachsungen der Kinnweichteile die Einstellung des Transplantates in horizontaler Lage an sich schon Schwierigkeiten. Auch im weiteren Verlauf der Einheilung hat das Transplantat das Bestreben halswärts herabzusinken. Ein in Öffnungsstellung eingeheiltes Transplantat wird nach Aufhebung der Immobilisierung mit seinen deckenden Weichteilen bei der Okklusion von selbst in eine natürlichere Stellung gebracht.

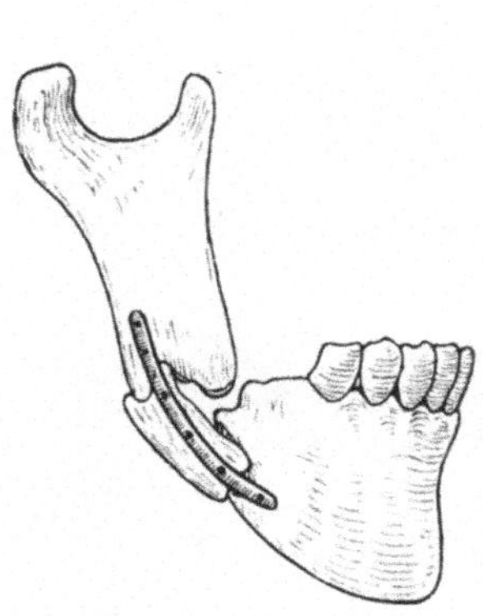

Abb. 23. Befestigung des Transplantates durch Goldband. (Aus Warnekros.)

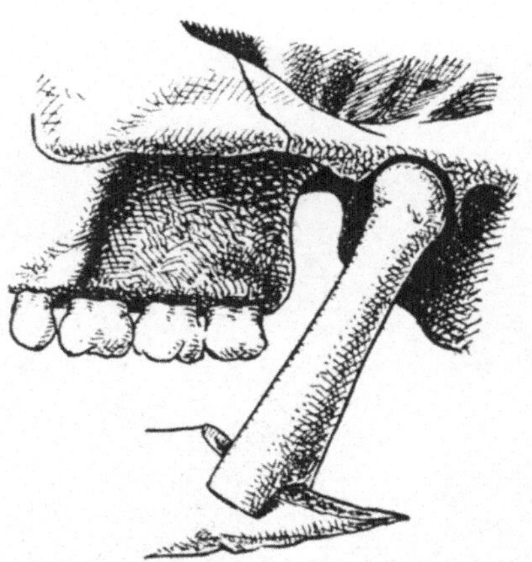

Abb. 24. Gelenkplastik (Metatarsus). (Aus Klapp.)

Die Schwierigkeiten der Richtigstellung zahnloser hinterer Fragmente und der Ruhigstellung des Transplantates haben Lindemann veranlaßt, die Nagelextension bei den zahnlosen Kieferfragmenten in Anwendung zu bringen. Die von ihm im Verein mit Bruhn ausgebaute Methode (siehe Abb. 18) ermöglicht in erster Linie eine richtige Einstellung des zahnlosen Fragmentes. Die von Lindemann zweizeitig ausgeführte Operation der Nagelung und der Plastik, zwischen denen die Reponierung des Fragmentes durch Extension erfolgt, nimmt Becker gleichzeitig vor. Eine genügende Ruhigstellung des Transplantates durch Sicherung der Gleichmäßigkeit der Bewegung des hinteren und vorderen Fragmentes bei der Funktion des Unterkiefers läßt sich aber auch durch die Nagelextension nicht erzielen. In Abb. 18 ist eine doppelseitige Nagelextension einfacherer Art zu sehen. (Siehe auch Abb. 66, aus der die funktionelle Verbindung von hinterem Fragment mit dem Unterkieferhauptfragment mittels Nagelextension von Bruhn-Lindemann im Röntgenbild erhellt.) Abb. 22 illustriert eine entsprechende Ausführung von Schröder. (Siehe ferner Abb. 67.) Auf Grund der gemachten Erfahrung ist Lindemann aber trotz Nagelextension ebenfalls zur methodischen Immobilisierung zwecks Ruhigstellung von Knochendefekten außerhalb der Zahnreihe übergegangen.

Zur Vermeidung der Immobilisierung des Unterkiefers empfiehlt Warne-kros die Verbindung des zahnlosen Fragmentes mit Transplantat und vorderem Fragment durch eine übergelegte und an alle drei Knochenteile angeschraubte Goldschiene, in der Art wie Abb. 23 zeigt.

In allen Fällen, in denen das hintere zahnlose Fragment nur dürftig ist, zieht Klapp der kleineren aber ungünstigeren Knochenplastik die Exarti-kulation des Gelenkfragmentes und die Gelenkplastik in der in Abb. 24 wiedergegebenen Weise vor.

Periostknochenhäutchen.

Auch nach Immobilisierung des Unterkiefers ist der Wirkung der Kau-muskeln soviel Spiel gelassen, daß eine sichere gegenseitige Ruhigstellung des

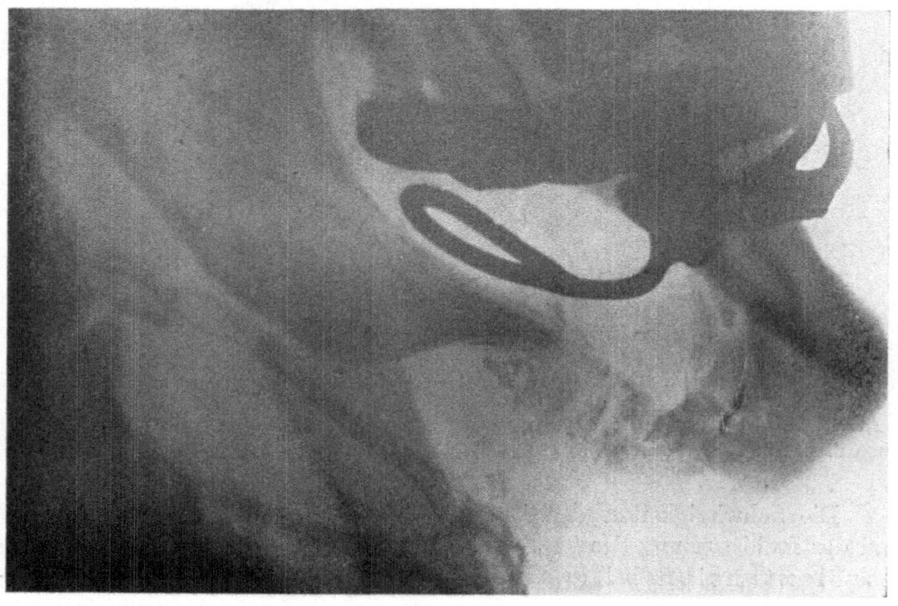

Abb. 25.   Defektdeckung durch Periostknochenhäutchen. (Fall 1. Op. 22. 2. 17.)

hinteren Fragmentes zu dem in den Defekt gelegten Knochentransplantat nicht gewährleistet ist. Diese Schwierigkeit hat uns bestimmt, der Möglichkeit derart geringer, zur Verhinderung einer knöchernen Verbindung aber genügender, Be-wegungen bei Wahl des plastischen Materials Rechnung zu tragen. An Stelle eines starren Knochenspans wurde ein nur mit der oberflächlichsten Korti-kalisschicht behaftetes biegsames Periosthäutchen zur Deckung derartiger Defekte verwandt. Die Entnahme geschieht in derselben Weise mit dem Meißel, wie sie Klapp bei der Bildung seines ähnlichen, nur stärkeren Meißelspanes beschreibt. Nach Vernähen des Periosthäutchens in die Taschen des abgeho-benen Periostes der Fragmente kann während langer Zeit das biegsame Häut-chen den ungleichmäßigen Bewegungen folgen, ohne daß die Berührung der Periosthäutchen mit den Fragmenten dadurch gestört wird. Abb. 25 zeigt im Röntgenbild die mosaikartig aufgesplitterte Kortikalschicht eines etwas stärkeren derartigen Häutchens am Tage nach der Operation. Nach kurzer Zeit waren die Knochenpartikel nicht mehr zu deutlicher Darstellung im Röntgenbild zu bringen. Erst nach 8 Wochen traten wieder leichte Knochenschatten auf, aus denen sich nach 3 Monaten die in Abb. 26 zu sehende dünne, aber solide Knochenspange und bis jetzt der hier in Abb. 27[1]) dargestellte Knochenbalken entwickelte.

In der Regel sind die Knochenteilchen des Häutchens gar nicht oder nur als ganz feiner Schleier im Röntgenbild zur Darstellung zu bringen. In einigen unserer Fälle hat es bis zu einem halben Jahre gedauert, bis wir das erste Auf-

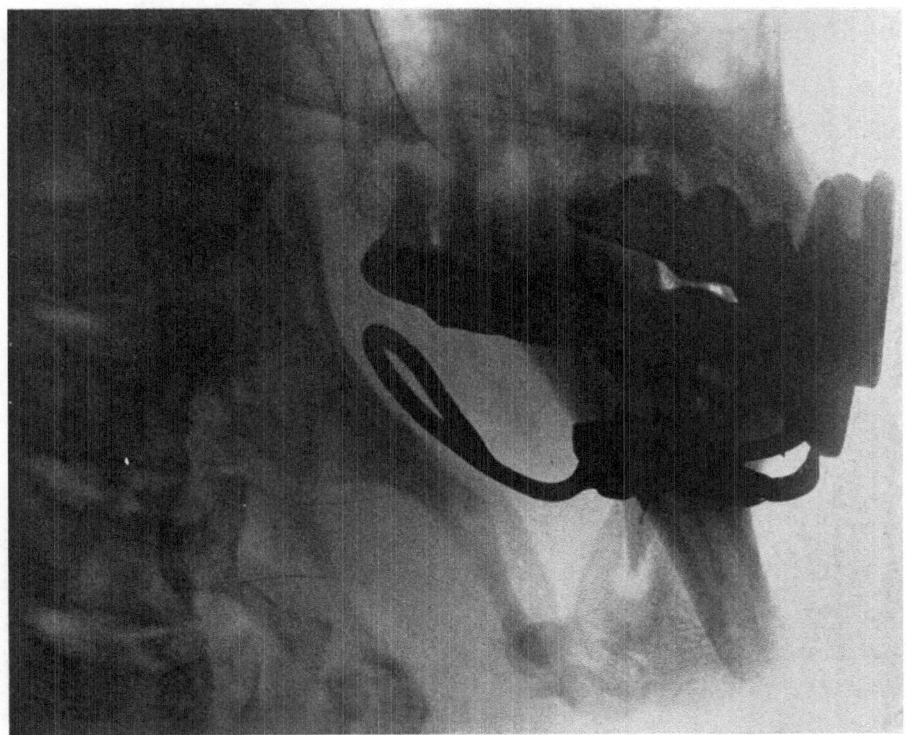

Abb. 26. Knöcherne Verbindung. Fall 1 Aufnahme 24. 5. 17.

treten unzweifelhafter Knochenneubildung beobachten konnten. Nach dem ersten Nachweis des von dem Periosthäutchen gebildeten verkalkten Knochens nahm die klinische Konsolidierung rasch zu und führte zu einer in Anbetracht der zwar durchgehenden, aber dünnen knöchernen Verbindungsbrücke überraschenden absoluten Festigkeit. Abb. 28—30 sind einer Kontrollserie eines derartigen Falles entnommen. In Abb. 28 ist der Defekt zu sehen, wie er mehrere Monate vor der Knochenplastik bestand. Die Aufnahme ist 14 Tage nach der Operation gemacht. Zu keiner Zeit waren die Knochenpartikelchen des eingepflanzten Periostknochenhäutchens zu sehen. Nach 6 Monaten trat die erste streichholzdünne verkalkte Knochenneubildung als Insel im Defekt auf, wie sie in Abb. 29 in schon etwas stärkerer Ausbildung zu sehen ist. Nach nunmehr Jahres-

---

[1]) Bei der letzten Korrektur nachgetragen.

frist ist die in Abb. 30 zu sehende solide knöcherne Verbindung, der schon längst
eine absolute klinische Festigkeit ohne geringste Federung entspricht, erreicht

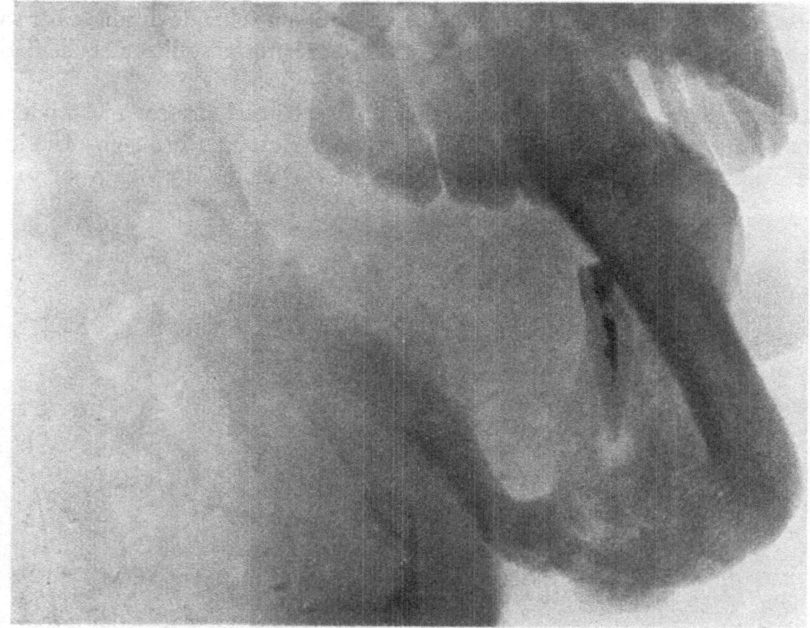

Abb. 27.

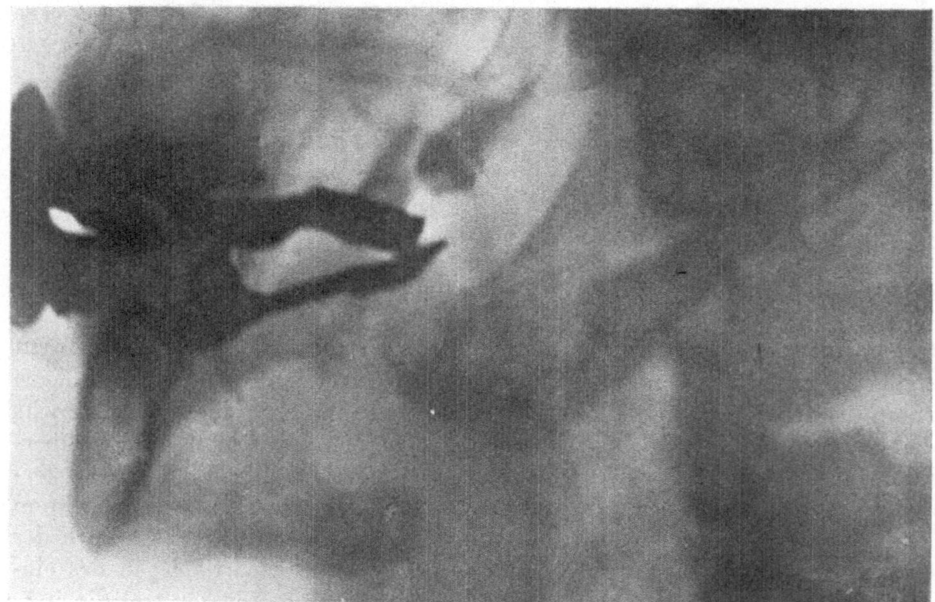

Abb. 28. Fall 2.; Op. 22. 5. 16. Aufnahme 9. 6. 16.

worden. Von dem Einfluß einer geringfügigen, ganz milden Eiterung bei derartigen Periostplastiken zeugen die beiden folgenden Abbildungen. Bei der

Operation war durch Kollision mit einem Metallteil der dentalen Schiene eine minimale Eröffnung der Mundhöhle durch die sehr dünne Tapete der deckenden inneren Weichteile erfolgt. Während der ersten 14 Tage nach der Operation sonderte die Wunde eine geringe Menge seröser Flüssigkeit ab, die nur einige Male in geringem Grade getrübt war. Abb. 31 zeigt den Defekt, wie er während 7 Monate vor der Operation und 5 Monate nach der Operation sich auf den Röntgenbildern zeigte. Abb. 32 ist der gegenwärtige Zustand. In der bis jetzt verbliebenen Lücke der aus dem Periosthäutchen hervorgegangenen Knochenleiste erblicken wir die schädigende Wirkung der geringfügigen Eiterung. Bei Verwendung starker Periostknochenstücke sah Lindemann in vielen Fällen

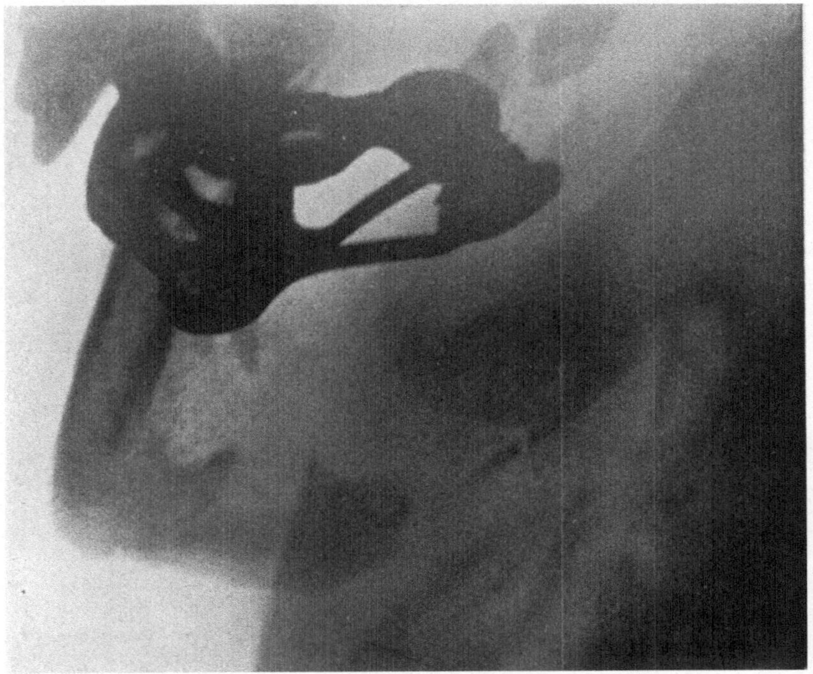

Abb. 29. Fall 2. Aufnahme 7. 10. 16.

milder, selbst lange anhaltender Eiterungen keine derartige Beeinträchtigung des Resultates. Auffallenderweise ist die klinische Konsolidation in jeder Beziehung derart vollkommen, daß wir bis auf weiteres von jedem weiteren Eingriff absehen. Die Knochenneubildung fühlt sich als eine durchgehende, ebenso wie bei allen anderen derartigen Fällen, den vorhandenen verkalkten Knochen um mindestens das Doppelte an Dicke übertreffende Knochenbrücke an. Der Patient, ein in seinen subjektiven Angaben sehr zuverlässiger Mann, ist immer nur mit Mühe von dem Fehlen einer durchgehenden knöchernen Verbindung zu überzeugen. Inwiefern die größere klinische Festigkeit auf noch nicht verkalktes osteoides Gewebe zurückzuführen ist, entzieht sich bis jetzt bei diesen Fällen unserer direkten Beurteilung. In einigen anderen Fällen, bei denen die sehr dünne knöcherne Verbindung nicht durch Osteoplastik erzielt war, fanden wir bei der operativen Freilegung stärkere, nicht verkalkte Knochenneubildung.

Mit einer Abnahme der klinischen Festigkeit muß trotz ihres monatelangen Bestandes nach unseren sonstigen Erfahrungen immer noch gerechnet werden[1]).

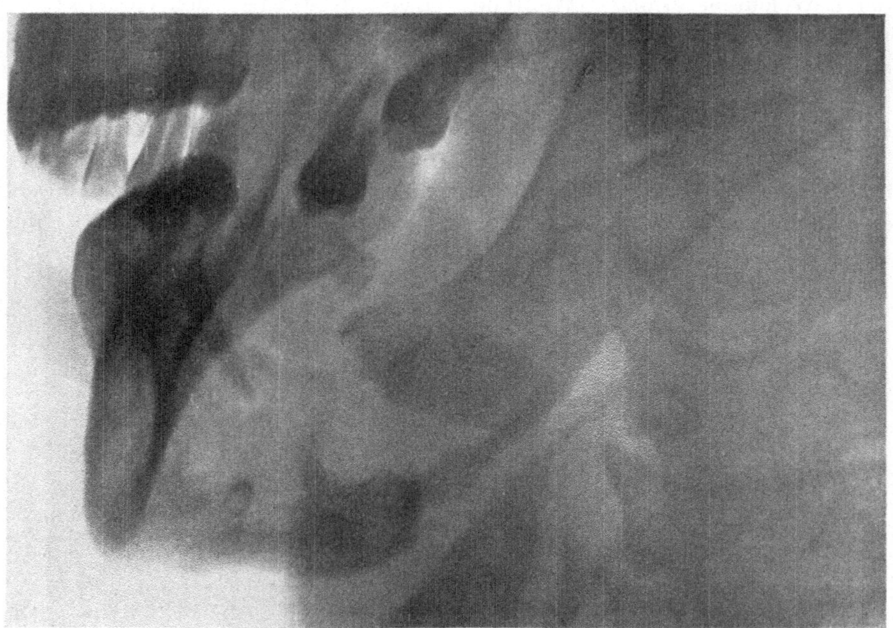

Abb. 30. Fall 2. Aufnahme 20. 4. 17.

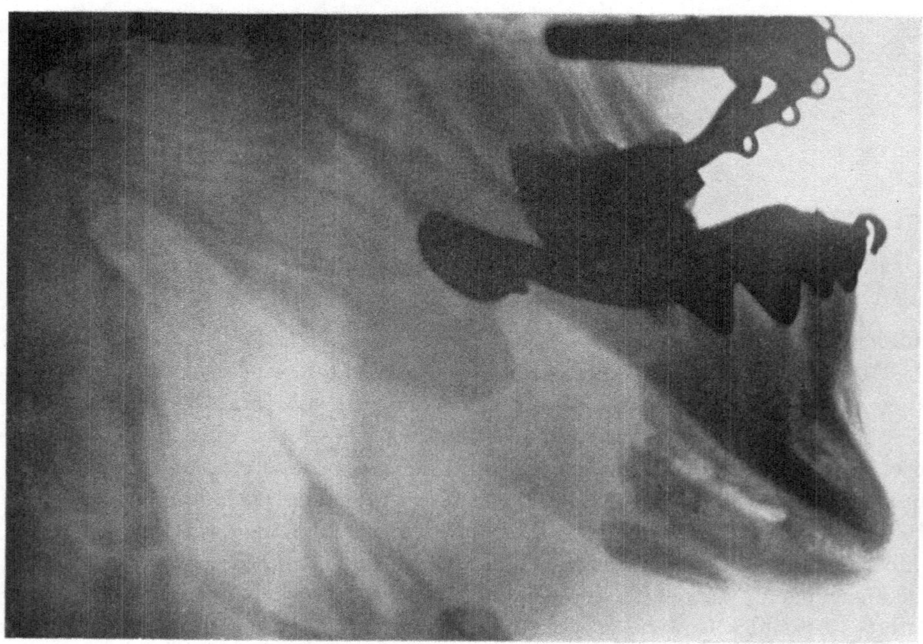

Abb. 31. Fall 3. Aufnahme 5. 10. 15. Op. 20. 5. 16.

[1]) Nach weiteren 5 Monaten nicht eingetreten.

Die bis jetzt durchgehend günstigen Erfahrungen[1]), die wir mit dem von Klapp
auf dem Berliner Kriegschirurgenkongreß demonstrierten Periosthäutchen

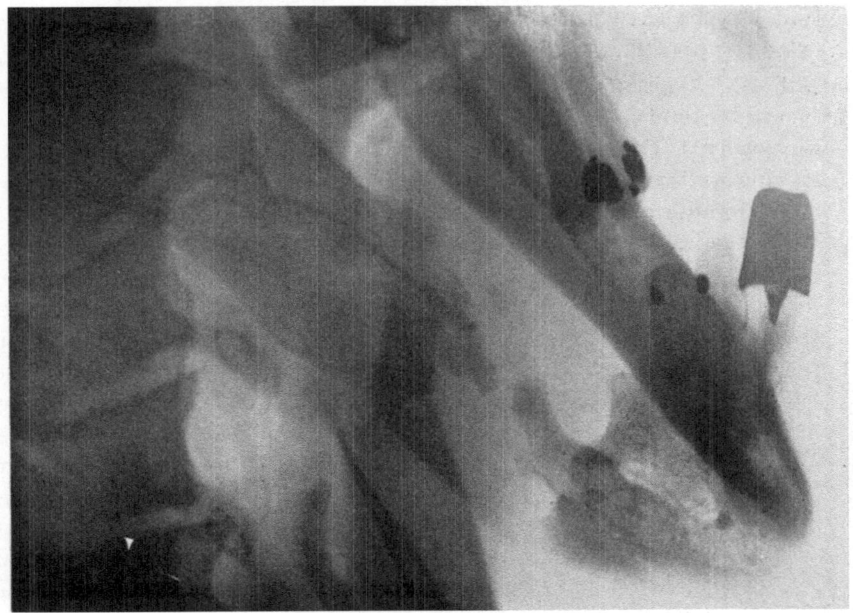

Abb. 32. Fall 3. Aufnahme 19. 3. 17.

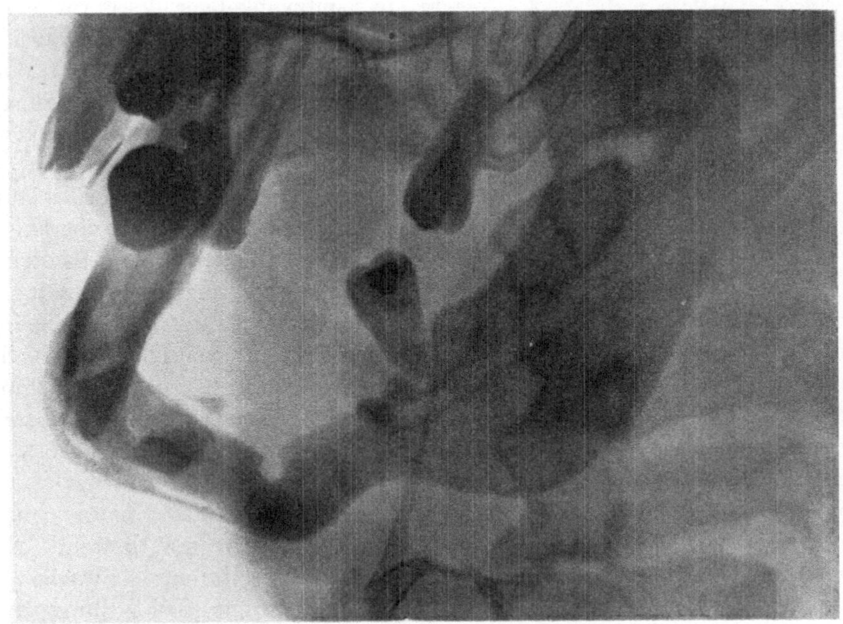

Abb. 33. Fall 4. Aufnahme 15. 3. 17.

[1]) In einigen Fällen der letzten Zeit scheint der Erfolg auszubleiben (Korrekturnachtrag).

gemacht haben, bestimmten uns diese Methode als die Methode der Wahl
zur plastischen Deckung aller außerhalb der Zahnreihe zwischen
funktionell eingestellten Fragmenten liegender kleinerer und
mittlerer Defekte anzusehen. Das biegsame Knochenhäutchen schafft
einen Ausgleich für die ungleichmäßigen Bewegungen der gegenseitigen Fragmente, die bei keiner Fixierungsmethode mit genügender Sicherheit ausgeschaltet werden können.

Eine weitere Verwendungsart des Periostknochenhäutchens, nämlich die
Unterstützung schwach konsolidierter Bruchstellen, ist in Abb. 33 illustriert.
Die Geschichte dieses Falles enthält das geradezu typische Schicksal vieler
Unterkieferverletzungen und gehört, ebenso wie die in der gesamten Kriegs-
literatur über Kieferverletzungen in über-
reicher Anzahl vorhandenen gleichartigen
Berichte, zu den klassischen Dokumenten aus
der Übergangszeit zwischen alter und neuer
Kieferbruchbehandlung. Nach einer, in den
ersten Kriegswochen erfolgten ausgedehnten
Zertrümmerung des Unterkiefermittelstückes
zwischen rechtem Eckzahn und der linken
Backzahngegend war, unter Vernachlässigung
der in einfachster Weise durch dentale
Schienung möglichen Versorgung der Knochenfragmente, nach Abheilung der Wunden eine
Vereinigung der beiderseitigen hinteren Fragmente in spitzwinkeliger V-Form erzielt
worden. Abb. 34 zeigt ein Rekonstruktions-
modell dieses Zustandes, wie er ein Monat
nach der Verletzung bei der Einlieferung in
unser Lazarett bestand. Ein schmales Kiefer-
körperfragment des Mittelstückes war, wie
das Röntgenbild zeigte, in die Tiefe des Mundbodens verlagert und hatte keinerlei Berührung mit den beiderseitigen Kieferfragmenten. Nach operativer Durchtrennung der
bereits festen Verwachsung der beiderseitigen

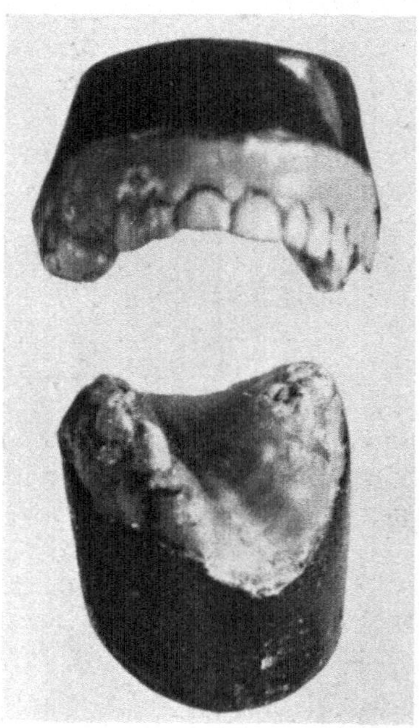

Abb. 34. Fall 4. Modell 1.

hinteren Fragmente wurde unter richtiger Einstellung durch dentale Schienung
der verlagerte Kieferkörperteil gehoben und mit dem in großer Ausdehnung
vorhandenen Periost zwischen die Fragmente eingestellt. Die Fixierung besorgte
neben entsprechender Naht der Weichteile, die am Modell der Abb. 35 zu
sehende dentale Schienung. Durch das Fragment des Kieferkörpers war der
Defekt, nachdem sich bald aus dem Periost eine lange schmale Spange gebildet
hatte, soweit gedeckt, daß nur noch beiderseits je ein Spalt bestand. Nach
längerer Zeit trat unter erneuter Anfrischung beiderseits eine schwache, verkalkt knöcherne Konsolidation auf, so daß die zweite Behandlungsperiode
zu einer Wiederherstellung eines Unterkiefers mit zwar kleineren Kieferbogen,
aber mit normaler Stellung der beiden früheren hinteren Fragmente geführt
hatte, der zur normalen Funktion nur noch einer einfachen zahnärztlichen
Prothese bedurfte. Soweit ist diese Krankengeschichte ein kurzer, aber typischer

Auszug vieler in der Kriegsliteratur zum Teil an Hand fast genau gleicher Modelle enthaltener Berichte. Die weitere Geschichte des Falles illustriert eine Reihe von Beobachtungen, die wir über die Unbeständigkeit bereits eingetretener knöcherner Konsolidation gemacht haben. Nur weil ein in Anbetracht des dünnen Unterkiefermittelstückes erwünschter festsitzender Zahnbrückenersatz aus Mangel an genügenden und vor allem geeigneten Pfeilern (da die Wurzeln des ersten Molaren links in die Bruchtelle ragten, wurde er später entfernt, auch hat [siehe Abb. 33] der zweite Molar infolge Schwundes des Alveolarteiles nur noch wenig Halt im Knochen) nicht möglich war, wurde die Fixierung der Fragmente durch die dentale Schienung bis zu der erstrebten weiteren knöchernen Konsolidation noch belassen und der vorläufige Zahn-

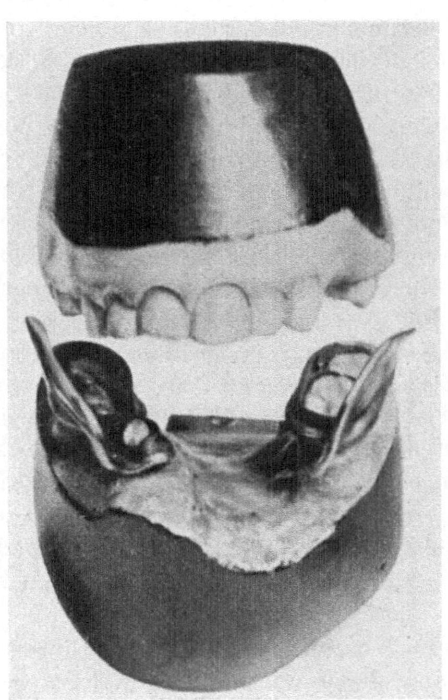

Abb. 35. Fall 4. Modell 2
(Schiefe Ebenen).

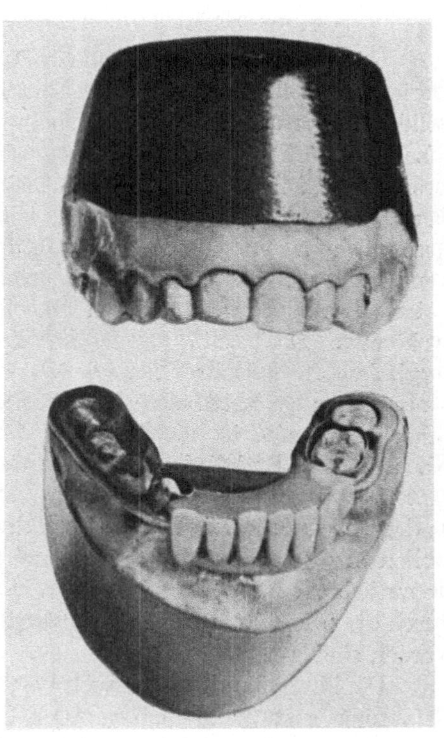

Abb. 36. Fall 4. Modell 3. Fixationsschiene mit Zahnersatz.

ersatz abnehmbar an der ersten dentalen Schiene angebracht (Abb. 36). Die erwartete Zunahme der Konsolidation blieb aber trotz erneuter Anfrischung und Erschöpfung aller die Regeneration fördernder Mittel nicht nur aus, sondern die vorhandene ging zurück. Im Verlauf einer anderweitig durchgeführten Behandlung eines Magenleidens, während der der Patient in dauernder Behandlung und Kontrolle in unserem Lazarett stand, trat fast genau 1 Jahr nach Eintritt der ersten Konsolidation an der linken früheren Frakturstelle Spontanfraktur auf und auch rechts war nur noch geringe Verbindung vorhanden. Nachdem während eines halben Jahres mit keinem Mittel, auch nicht mit einer Blut-Fibrininjektion genügende Konsolidation der Spontanfraktur erzielt worden war, wurde nach Längsspaltung und Abhebung des Periostes der Kieferbogen

in der ganzen Ausdehnung der dünnen Knochenspange mit einem Periostknochenhäutchen gedeckt. Schon nach wenigen Wochen trat Konsolidation ein. Die
Spontanfraktur heilte in ganzer Berührungsbreite der Knochenspange vollkommen verkalkt knöchern aus, desgleichen die frühere Frakturstelle in der
rechten Eckzahngegend. Aus dem Periosthäutchen hat sich eine dünne Knochenspange gebildet, die an den beiden früheren Frakturstellen und in der Mitte
mit dem Kieferkörper verkalkt knöchern vereinigt ist. Die Abb. 33 zeigt diesen
Zustand bei der definitiven Entlassung 9 Monate nach der Operation. Die
Spontanfraktur lag genau unter der kleinen Einbuchtung des schmalen, aber
auch klinisch sehr soliden mittleren Kieferbogens.

Konsolidationsdauer bei Knochenplastiken.

Die lange Wartezeit, die nach Deckung des Knochendefektes mit einem
Periostknochenhäutchen bis zum Eintritt einer unzweifelhaften knöchernen Konsolidation verstreicht, ist auch bei den eigentlichen Knochenplastiken nötig.
Nach unseren Erfahrungen ist sie sogar bei freier Deckung selbst kleinerer Defekte
des Unterkiefers mit körpereigenem festem Knochenmaterial noch viel länger. Mit
der Länge der Kriegsdauer mehren sich in der Literatur die Angaben, daß die ursprünglich angenommenen Beobachtungszeiten auch nach Eintritt einer genügenden klinischen und zum Teil auch röntgenologisch nachweisbaren Konsolidation
bei weitem nicht genügen, um ein einigermaßen abschließendes Urteil bilden
zu können. Der vollständige Mangel der Förderung weiterer, über die Forschungsergebnisse früherer Autoren wie Marchand, Barth, Axhausen, Laewen,
hinausgehenden Kenntnisse der histologischen Vorgänge im freitransplantierten
Knochenmaterial ist nicht nur in den Zeitumständen, sondern auch in der
Natur des ein Endglied einer hohen Gewebsdifferenzierung bildenden Knochenmaterials begründet. Die neueren Arbeiten von Macewen[1]), auf die auch
in der Kriegsliteratur über Kieferverletzungen vielfach Bezug genommen wird,
stellen in diesem Zusammenhang nur rein empirische Beobachtungen dar, wie
sie auch bei den Kriegsverletzungen in mannigfaltigster Weise und nicht zuletzt
durch die beispiellose Anwendung der freien Knochentransplantation gesammelt
worden sind.

Die klinische Praxis ist auch bis jetzt noch hauptsächlich auf die klinische
Erfahrung gestützt geblieben. Der Umfang dieser während des Krieges gemachten klinischen Erfahrung läßt sich schon daraus ermessen, daß die Anzahl der allein in den größeren Kieferlazaretten Deutschlands gemachten freien
Knochenplastiken in die Hunderte geht. Den von Klapp aus der gesamten
Literatur zusammengestellten 14 freien Transplantationen bis Kriegsausbruch,
darunter nur 2 mit gutem und 2 mit teilweisem Erfolg, kann Lindemann
allein im Laufe von 2 Jahren 282 Fälle mit 152 vollen Erfolgen, 72 teilweisen
oder noch nicht abgeschlossenen Erfolgen gegenüberstellen. Außer durch diesen
Materialreichtum wurde die klinische Erfahrung wesentlich gefördert durch die
als Folge der langen Kriegsdauer sich ergebende Möglichkeit einer dauernden,
systematischen, in vielen Fällen bereits mehrjährigen Kontrolle. Die so erhaltenen reichen Erfahrungen lassen sich ganz allgemein dahin zusammenfassen,
daß es nach Einheilung des transplantierten körpereigenen Knochens zu einer
festen Verbindung zwischen Transplantat und den Knochenfragmenten an den

---

[1]) Macewen W., the Growth of Bone Glasgow 1912.

Berührungsstellen kommt und daß der allgemein angenommene Abbau des körpereigenen Knochentransplantates in allen Formen erfolgt, die zwischen der vollkommenen zonenweise fortschreitenden Resorption und der lakunären Resorption des physiologischen Stoffwechsels möglich sind. Während Lindemann u. a. in ihren Arbeiten immer wieder auf die neben der Knochenneubildung einhergehenden Resorptionsprozesse hinweisen, berichten Klapp, Ertl u. a. summarischer von der Bildung verkalkt knöcherner Verbindungsbrücken zwischen Transplantat und Fragmenten. Sowohl Lindemann wie Klapp erwähnen Dickenwachstum des unzweifelhaft noch nicht umgebauten Transplantates in

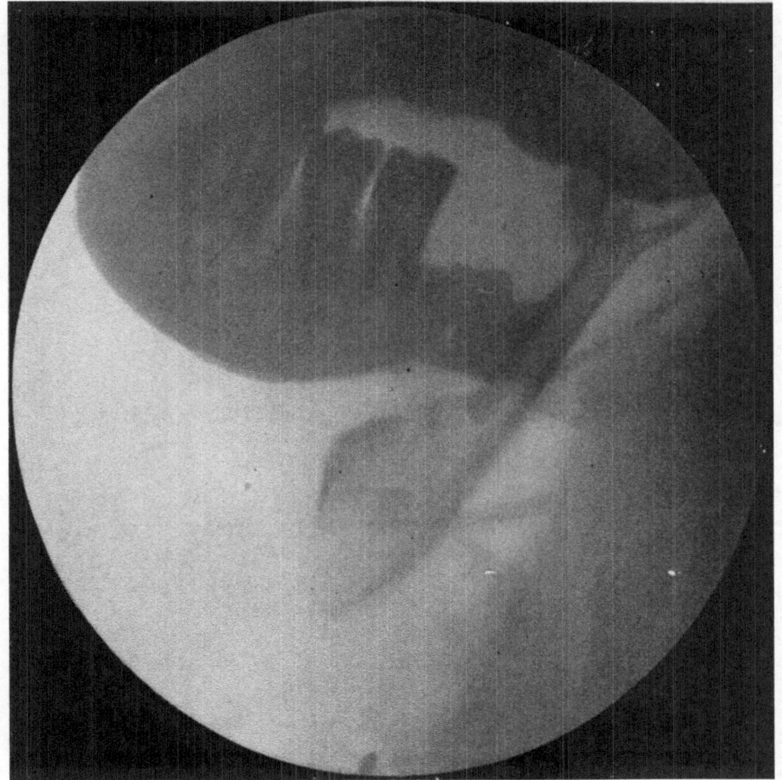

Abb. 37. Gelenkplastik aus Klapp (vgl. Abb. 24).

einigen Fällen ausgedehnter Knochenplastik. Von Lindemann, Klapp und anderen sind wie auch bei uns vielfach Defekte bis zur Größe halbseitiger Unterkiefer mit Rippen, Tibia, Beckenkamm oder Metatarsus plastisch gedeckt worden. Größere zweiseitige Osteoplastiken hat Lindemann sowohl in einer Operation als auch in zwei und mehreren Aufbauplastiken durchgeführt. In operationstechnischer Beziehung hat sich auch bei uns das Material aus dem Beckenkamm als sehr geeignet erwiesen. Insbesondere gestattet der spongiose Beckenkammknochen eine leichtere Einpassung gegenüber der Einzapfung des Tibiaspanes. Abb. 37 zeigt eine Gelenkplastik von Klapp mit Ersatz des ganzen aufsteigenden Astes durch einen Metatarsus, bei der es nach verhältnismäßig kurzer Zeit zu der im Röntgenbild zu sehenden breiten verkalkt knöchernen

Verbindung kam. Ein aufzählender Bericht der vielen wichtigen sich deckenden und ergänzenden Angaben und Beobachtungen über das Verhalten des Trans-

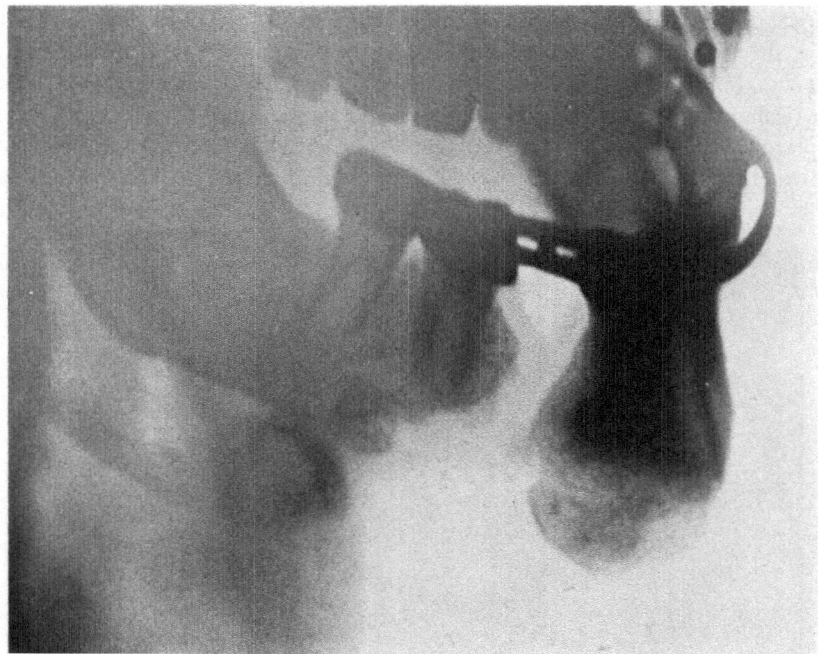

Abb. 38. Fall 5. Aufnahme 5. 7. 15. Op. 7. 7. 15.

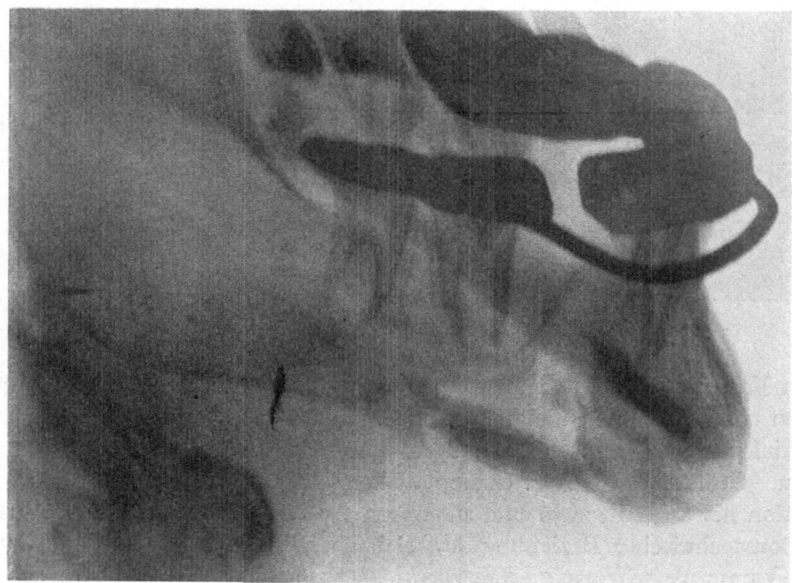

Abb. 39. Fall 5. Aufnahme 1. 10. 15.

plantates nach erster Einheilung sei durch die Wiedergabe einer Kontrollserie ersetzt, durch die viele der allgemein gemachten Erfahrungen illustriert werden.

Der in Abb. 38 im Röntgenbild zu sehende Defekt bestand bei dem 20jährigen
Patienten während 5 Monate in unveränderter Größe. Zehn Monate nach der Ver-

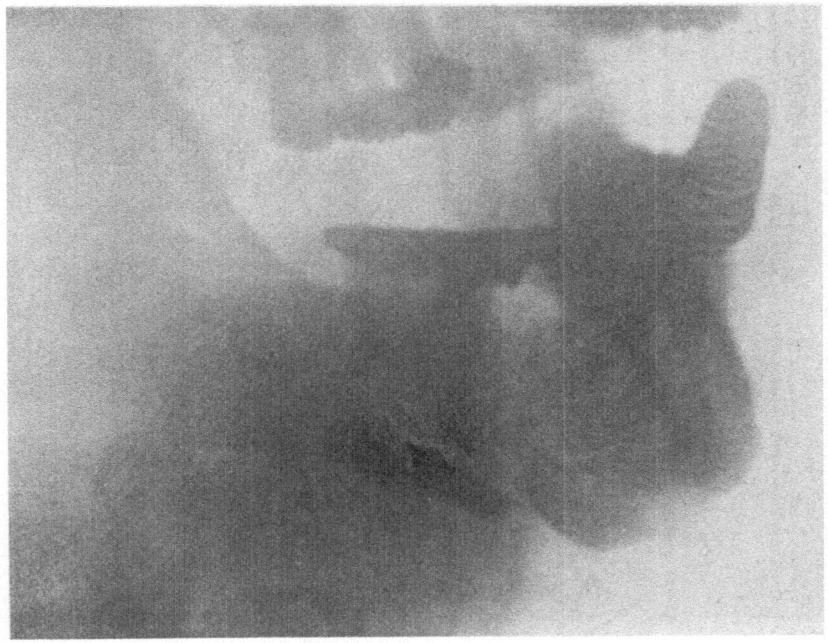

Abb. 40. Fall 5. Aufnahme 23. 11. 15.

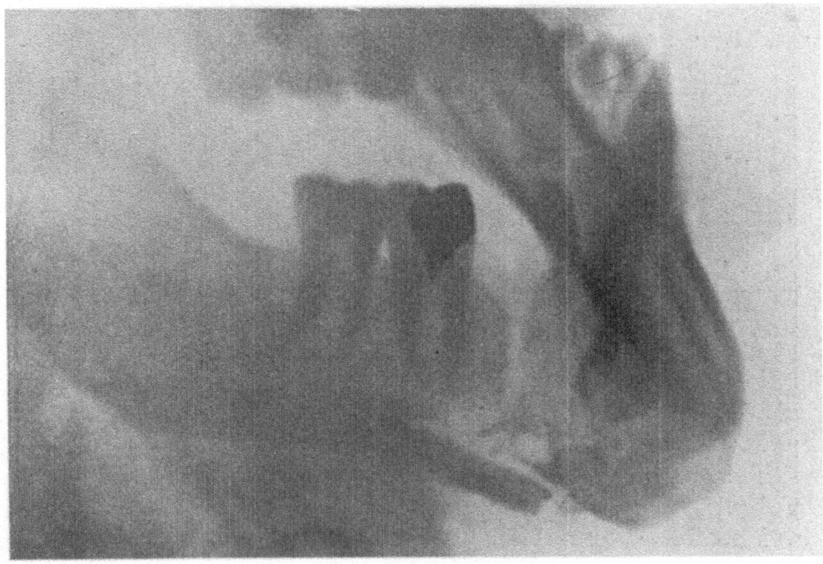

Abb. 41. Fall 4. Aufnahme 28. 1. 16.

letzung wurde der Defekt nach der von Lindemann angegebenen Einbolzungsmethode aus der Tibia gedeckt. Abb. 39 zeigt den Zustand 14 Tage nach der

Operation. Nach der primären, dauernd reaktionslosen Einheilung war während
der folgenden Monate keine nennenswerte Veränderung zu beobachten. An der

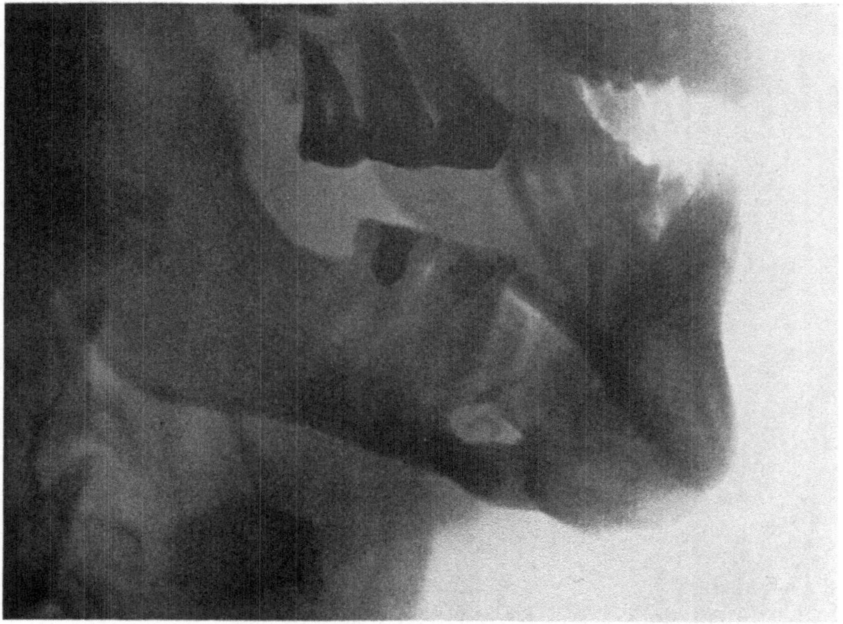

Abb. 42. Fall 5. Aufnahme 22. 11. 16.

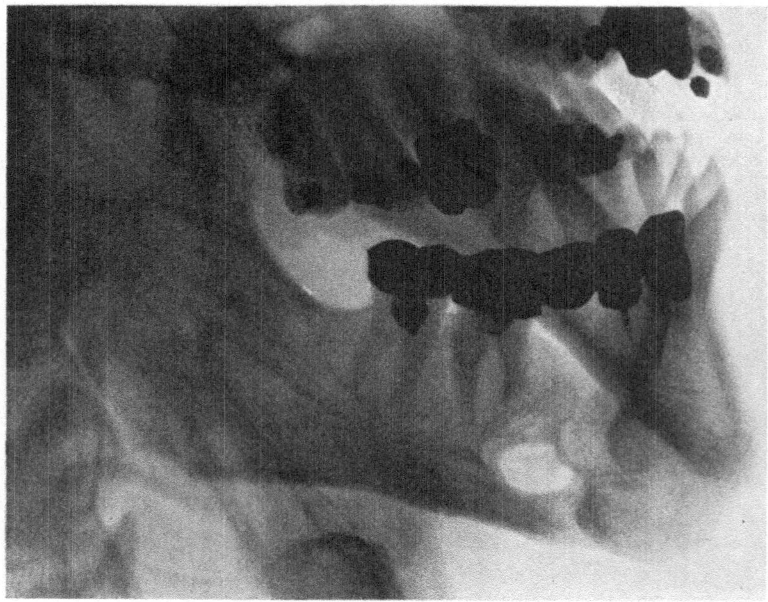

Abb. 43. Fall 5. Aufnahme 14. 7. 17.

Operationsstelle war eine starke knochenharte Verdickung vorhanden, die später
etwas zurückging, aber bis zum Schluß unserer Beobachtungszeit nicht ganz

verschwand. Später trat zwischen dem vorderen Ende des Transplantates und dem Knochenfragment eine Lücke auf, die wie aus Abb. 40 ersichtlich, das Transplantat wie ausgesprungen erscheinen ließ. Das Tibiastück hatte am vorderen Ende Material verloren und zeigte eine Spitze, die, nach Formung des Transplantates bei der Operation nicht vorhanden war. Auffallend war, wie ein Vergleich mit Abb. 38 zeigt, eine spitze Zacke am Kieferfragment. Eine Abnahme der langsam fortschreitenden klinischen Festigkeit wurde in keinem Moment beobachtet. Nach Abnahme des von einer federnden Operationsschiene in eine starre Gußschiene umgeänderten dentalen Fixationsverbandes ergab die Untersuchung immer eine beträchtliche Federung. Während der auf Abb. 40 folgenden 2 Monate waren lange keine Änderungen bemerkbar, bis die Aufnahme der Abb. 41 eine deutliche Verstärkung der spitzen Knochenzacke und die Bildung einer zweiten derartigen Zacke am vorderen Fragment erkennen ließ. Auch die übrigen Partien der Fragmentenden hatten derart am Knochenmaterial zugenommen, daß der in Abb. 38 ungefähr $^1/_2$ cm breite Defekt des Alveolarteiles bis auf einen schmalen Spalt zurückgegangen war. Die Einbolzung des Transplantates ins hintere Fragment ist noch in fast gleicher Weise wie in den vorhergehenden Abbildungen zu sehen. Nach Ablauf von mehr als 7 Monaten, die Patient als Offizier in der vordersten Front verbrachte und während deren er ebenso wie während seiner früheren Dienstleistungen in der Garnison die dentale Schiene ohne Unterbrechung trug, waren die beiden Zacken unter sich und mit dem Transplantat zu einer durchgehenden verkalkt knöchernen Verbindung verschmolzen. Abb. 42 zeigt den Zustand. Die aus den beiden Zacken hervorgegangene knöcherne Verbindung ist als helle Zone gegenüber dem den Rest des transplantierten Knochens darstellenden dunkleren Kern deutlich zu unterscheiden. Der Übergang des dunkleren Knochenkerns in die Knochenschatten des hinteren Fragmentes erfolgt hingegen allmählich. Wie andere Aufnahmen zeigen, ist eine durchgehende Strukturierung des Knochens an der früheren Einbolzungsstelle ohne Anzeichen einer Grenze vorhanden. Die nachträgliche Abb. 43 zeigt, daß nach weiteren $^3/_4$ Jahren der Umbau das ganze Transplantat durchsetzt hatte. Auf Reste des transplantierten Knochens weist nur noch ein Schattenkern hin. Auch der Alveolarteil war zu diesem Zeitpunkt vollkommen knöchern vereint. Die andern anormalen Schattenlinien sind auf osteophytische Verdickungen zurückzuführen. Während demnach sich die Vereinigung des Transplantates mit dem vorderem Fragment durch Abbau des Transplantates und Anbau von den Unterkieferfragmenten her vollzogen hat, ist dieser Vorgang am hinteren Fragmentende verdeckt geblieben und hat sich als eine einfache knöcherne Verwachsung dargestellt. Der Unterschied ist aber kein prinzipieller, sondern nur, wie auch Abb. 43 zeigt, ein Unterschied in der Größe der Resorptionszone. Ein Dickenwachstum ist nur an den von den Fragmentenden her erfolgenden Knochenneubildungen sicher nachzuweisen. An der Stelle, wo in Abb. 42 der dem Reste des Transplantates entsprechende dunklere Knochenkern nicht von den hellen, von den Fragmentenden stammenden Knochenneubildungen überlagert ist, erscheint er noch in der ursprünglichen Dicke des Transplantates. Ein vergleichender Überblick der späteren Kontrollserien zeigt, wie voreilig es wäre, ein Stadium wie Abb. 40 als knöcherne Einheilung und definitives Resultat anzusehen.

Heteroplastik.

Neben der Verwendung körpereigenen Materials kommen in den Berichten über die Behandlung der Kriegsverletzungen der Unterkiefer die anderen plastischen Methoden der Defektdeckung kaum noch in Betracht. Über Homoioplastik liegen uns keinerlei Angaben vor. Auch von Heteroplastiken, unter denen man zweckmäßig nur Tiermaterial verstehen sollte, haben wir keine Berichte. In unserem Lazarett wurde bis jetzt eine kleine Anzahl Heteroplastiken ausgeführt in Fällen, bei denen aus äußeren Gründen die Autoplastik nicht möglich war. Bei der Vornahme dieser Heteroplastiken haben wir uns weniger von streng biologischen, als von chemisch-serologischen Gesichtspunkten leiten lassen. Da von heteroplastischem Material von vornherein nur eine passive Rolle erwartet werden konnte, ging unser Bestreben dahin, die möglichst günstigsten Bedingungen für reaktionslosen Wundverlauf und eine primäre Einheilung zu schaffen. Unter diesen Gesichtspunkten wählten wir Sus dom, dessen Kieferwinkel im aufsteigenden Ast ein in technischer Beziehung geeignetes Material abgibt. Die unter Einhaltung strenger Asepsis dem frisch geschlachteten Tiere entnommenen Knochen wurden von allen Weichteilen befreit und unter einem Rezipienten unter starkem negativem Druck gesetzt in der Absicht, möglichst das Tierblut auszuziehen. Bei richtiger Durchführung schwitzen die Knochen einen großen Teil der in ihnen enthaltenen Blutflüssigkeit aus. Durch einströmende physiologische Kochsalzlösung wird die ausgeschwitzte Blutflüssigkeit abgespült und der Knochen mit der Lösung durchtränkt. Durch mehrstündiges Halten im Thermostaten bei 40⁰ wird eine Schwächung des Eiweißes und eine mehr oder minder weitgehende Inaktivierung erstrebt. Kurze Zeit vor der Operation wird die physiologische Kochsalzlösung dem Knochen wiederum durch negativen Druck im Rezipienten entzogen und mit defibrinisiertem Blut des Patienten abgespült und durchtränkt. Um eine stärkere Imprägnierung des artfremden Materials mit körpereigenem Blut zu erreichen, wird das Blut unter 3—5 Atmosphären Druck in die Poren und Knochenkanälchen gepreßt. Kontrollversuche mit Tusche zeigten, daß das in sehr weitgehendem Maße möglich ist. Alle diese Vorbereitungen lassen sich unter Wahrung der Sterilität durchführen. Die mit derart vorbereitetem Material ausgeführten Plastiken haben sich während des ersten Wundverlaufes in keiner Beziehung von den Autoplastiken unterschieden. Der Durchschnittsprozentsatz der Störungen der primären Einheilung ist nicht größer und in gleicher Weise hauptsächlich von ungünstigen Zufallkomplikationen abhängig. Bei einigen dieser Patienten liegt die Heteroplastik schon über Jahresfrist zurück und hat bis jetzt zu dauernd funktionell guten Resultaten geführt. Erstmalig wurde eine derartige Heteroplastik Ende 1915 bei einem kräftigen, aber noch typisch jünglinghaften 18 jährigen Kriegsfreiwilligen ausgeführt. Bei der Einlieferung in unser Lazarett bestand ein Monat nach der Verletzung der in Abb. 44 zu sehende Defekt des Unterkiefermittelstückes in der Ausdehnung vom linken Eckzahn bis zum rechten ersten Molaren. Außer einer Knocheninsel am linksseitigen Fragmentende waren in dem Defekt keine Knochenfragmente festzustellen. Aus der Knocheninsel bildete sich ein solider Knochenkern, der mit dem unteren Teil des Kieferkörpers des linken Fragmentes zu einer in den Defekt vorspringenden Knochenspange verschmolz. Dieser Zustand bestand 8 Monate nach der Verletzung. In dieser Zeit wurde die aus Abb. 45 zu

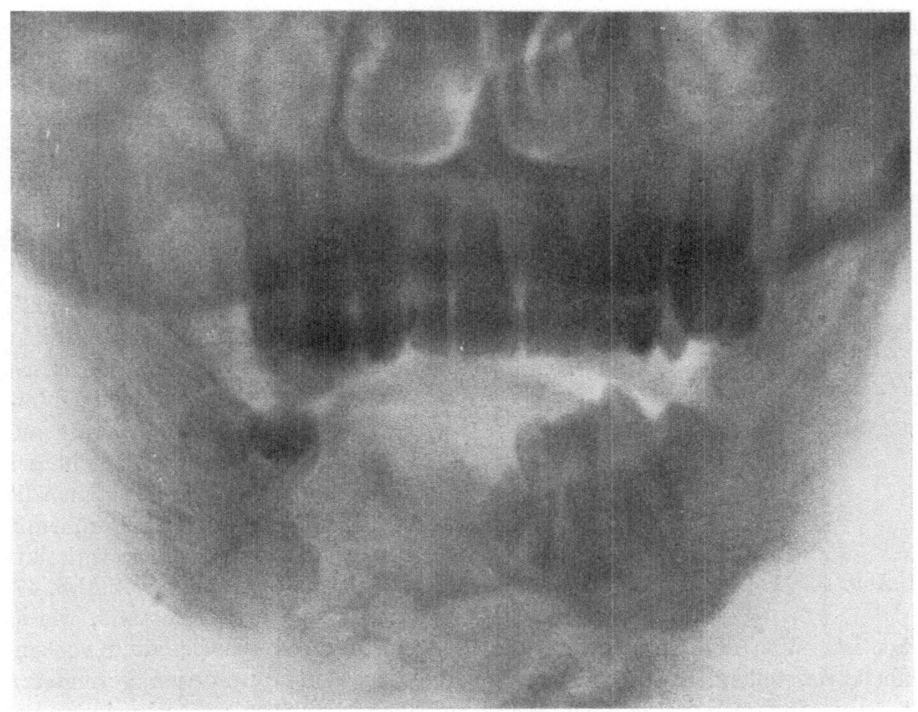

Abb. 44. Fall 6. Aufnahme 26. 4. 15.

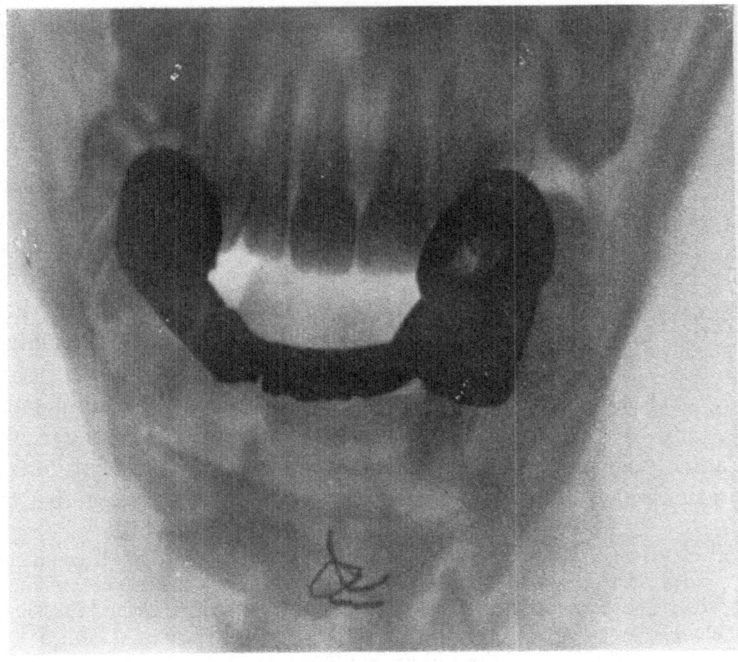

Abb. 45. Fall 6. Aufnahme 1. 2. 16.

ersehende plastische Deckung vorgenommen. Das röhrenförmige Implantat wurde rechts eingebolzt und links an der noch schwach konsolidierten vorspringenden Knochenspange durch Drahtnaht befestigt. Der einige Wochen nach der primären Einheilung einsetzenden Resorption des Implantates[1]) entsprach ein Anbau der Fragmentenden. Das Implantat schwand immer mehr. Eine

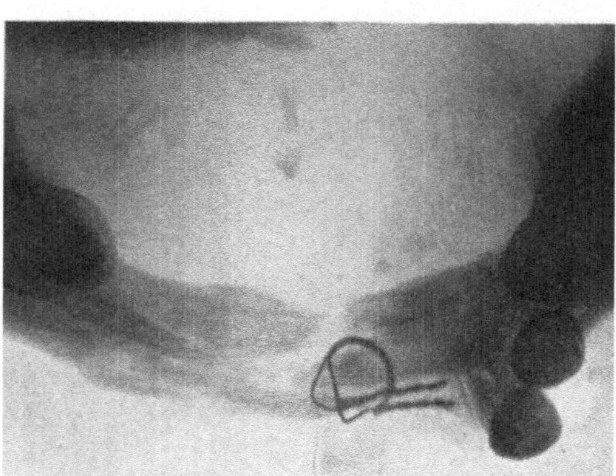

Abb. 46. Fall 6. Aufnahme 9. 6. 16.

verkalkt knöcherne Verbindung zwischen Implantat und Fragmentenden war während der ganzen Zeit dieser $1^{1}/_{2}$ Jahre dauernden Resorptions- und Knochenneubildungsprozesse röntgenologisch nicht zu beobachten (Abb. 46). Klinisch war ein festes einheitliches Unterkiefermittelstück knochenhart anzuführen, das an Festigkeit immer mehr zunahm. Schließlich kamen die beiden Fragmentenden in Berührung und scheinbar zu einer verkalkt-knöchernen Vereinigung. Abb. 47, 48, 49 zeigen den Zustand, wie er jetzt ist. Von dem Implantat ist in dem eine feste durchgehende Knocheneinheit darstellenden Unterkiefermittelstück in den verschieden gerichteten Röntgenaufnahmen kaum noch etwas zu sehen. Nur die stereoskopische Betrachtung läßt in der Nähe der im umgebildeten Knochen eingebetteten Drahtschlinge noch einen kleinen Rest des Implantates erkennen.

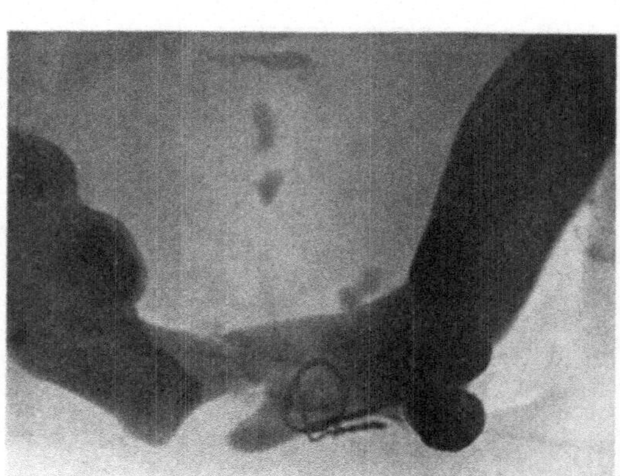

Abb. 47. Fall 6. Aufnahme 8. 6. 17.

Klinisch ist bei stärkster Beanspruchung noch eine ganz geringe Federung zu erzielen, die auf die in Abb. 47 wie 2 kleine Infraktionen sich ausnehmende Resorptionszonen in der Nähe des Implantates zurückzuführen. Erst nach vollständiger Substitution dieses Restes durch Knochenneubildung von den Fragmentenden her wird der Erfolg als vollkommen bezeichnet werden können[2]).

Bei einer Gelenkplastik mit Ersatz des aufsteigenden Astes blieb das Implantat lange unverändert und stellte während dieser Zeit einen nahezu idealen prothetischen Ersatz dar. Die in letzter Zeit einsetzende Resorption

---

[1]) Mit der Bezeichnung Trans- oder Implantat folgen wir dem allgemeinen Sprachgebrauch. Jedes körpereigene Material wird, auch wenn es frei entnommen und später eingelagert wird, als Transplantat bezeichnet, während alle übrigen freien Plastiken Implantationen heißen.

[2]) Die letzte Resorptionszone sieht zur Zeit wie eine durchgehende Fraktur aus. Klinische Festigkeit entsprechend zurückgegangen. (Korrekturnachtrag.)

ist bis jetzt nicht von entsprechender Knochenneubildung am Unterkieferende begleitet, so daß ebenso wie in einigen ähnlich verlaufenen Fällen in absehbarer Zeit wieder ein Defekt vorhanden sein wird. Diese Art von Plastik soll uns

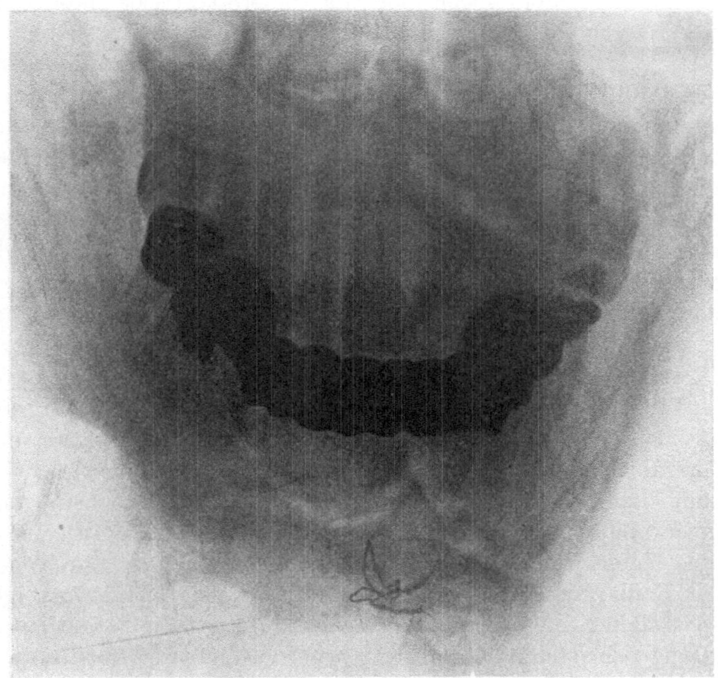

Abb. 48. Fall 6. Aufnahme 4. 6. 17.

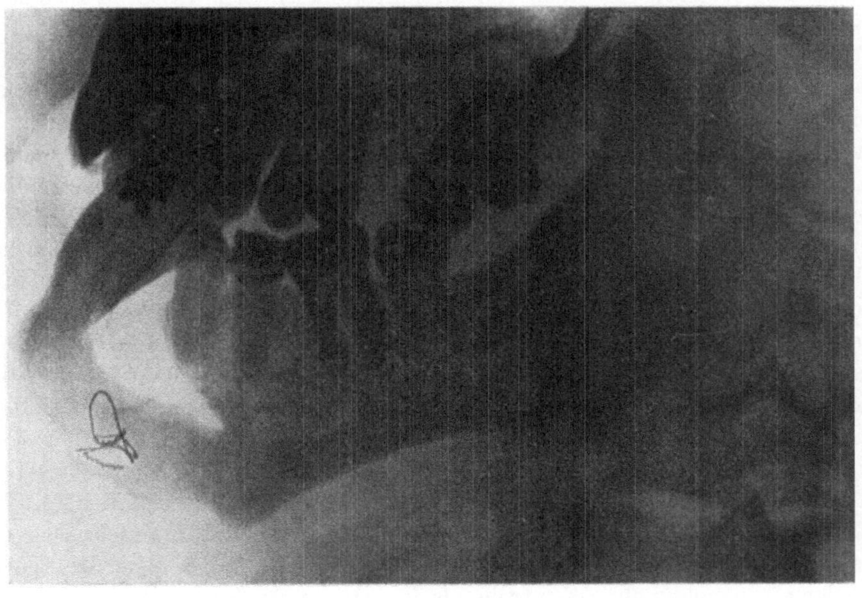

Abb. 49. Fall VI. Aufnahme 4. 6. 18.

lediglich als Unterlage für eine Plastik mit Periostknochenhaut dienen. Bei Heteroplastiken ist die Größe und Dauer des Erfolges ganz ausschließlich von der Regenerationsfähigkeit der Fragmentenden abhängig. Den von den Fragmenten stammenden Knochenneubildungen dient das heteroplastische Implantat lediglich als mehr oder minder günstiges Substrat und als Leitungsbahn.

Den Übergang von Heteroplastik zur Alloplastik bildet die Verwendung von Elfenbein. Klapp, der diese Versuche bei Kriegsverletzungen der Unterkiefer einigemal aufnahm, hat nur von ihm als direkt schlecht bezeichnete Erfahrungen gemacht. Von anderen ähnlichen Versuchen ist uns nichts bekannt. Die Verwendung von anderem Fremdmaterial wie Metalle oder aus organischem Material hergestellte Kunstprodukte gibt der plastischen Operation mehr den Charakter einer chirurgischen Prothese. Klapp bezeichnet sie als Immediatprothesen. Beim Unterkiefer gleichen sie den zur Stütze der Weichteilplastiken erwähnten Immediatprothesen. Warnekros bringt die den Zahnärzten schon längst bekannte Reizlosigkeit des Goldes gegenüber allen tierischen Geweben wieder in Erinnerung. An Hand eines Berichtes von Soerensen zeigt Warnekros, daß eine von ihm angefertigte Implantationsprothese aus Goldplatin, die bei einem 12 jährigen Knaben nach Resektion des horizontalen Unterkieferteiles vom untersten Abschnitte des linken aufsteigenden Astes bis zum letzten rechten Molaren eine ausgedehnte Knochenregeneration von den Kieferstümpfen her nicht verhindert hat und daß die zu einer derben, der Form des Unterkiefers analogen Narbenmasse führende reaktive Gewebszüchtung der Bahn des Apparates gefolgt war. Nach 18 Jahren zeigte sich, daß die wachsenden Kieferstümpfe die an ihr befestigte Implantationsprothese unter Erhaltung der soliden Verankerung vor sich hergeschoben hatte. Diese und ähnliche frühere Erfahrungen veranlaßten Soerensen und Warnekros auch bei den Kriegsverletzungen der Kiefer in der erstmalig von Gluck ausgeführten Weise ausgiebigeren Gebrauch von Implantationsschienen aus Gold zu machen.

Regenerationsfähigkeit des Unterkiefers.

Bei den Erfolgen aller Methoden operativer und plastischer Defektdeckung spielt die Regenerationsfähigkeit des Unterkiefers eine hervorragende Rolle. Von altersher gilt diese Regenerationsfähigkeit, besonders auf Grund der beobachteten Neubildung nahezu ganzer Mandibulakörper nach ausgeheilter Phosphornekrose, als außerordentlich groß. Diese Annahme erscheint durch die gegenwärtigen Erfahrungen bei Kriegsverletzungen nicht in vollem Umfange bestätigt. Zu einer kritischen Revision zwingt schon die trotz vieler überraschender Erfolge große Anzahl bleibender Defekte und Pseudarthrosen. Die verschiedenen äußeren und inneren Momente, die zur Pseudarthrosenbildung führen können, sind schon im Laufe der bisherigen Ausführungen besprochen worden. Immerhin lassen die meisten dieser Fälle auf keine übernormalgroße Callusbildung schließen. Auch sind Angaben über auffallend starke Entwicklung von Callus luxurians sehr selten. Weiser erwähnt mehrere Fälle von hypertrophischen Kallus, der störend war. In einer späteren Arbeit spricht Weiser in diesem Zusammenhang von Exostosen. v. Wunschheim beobachtete einen Fall von Spindelcallus. Alle von uns beobachteten stärkeren kallösen Wülste und Verdickungen stellten sich bei der röntgenologischen Kontrolle als Knochenneubildungen dar, die aus verlagertem Periost und Knocheninseln sich gebildet hatten. In der Mehrzahl dieser

Fälle handelte es sich um die bereits oben besprochenen Knochenneubildungen im Mundboden (siehe Abb. 19). In einer neueren Arbeit betont v. Wunschheim dieselben Erfahrungen. Die ausgedehnteste derartige Knochenneubildung, die von uns beobachtet wurde, ist in Abb. 50 dargestellt. Die bei dem 16 jährigen Patienten im Laufe der ersten 10 Monate gebildete schleifenförmige Mundbodenspange hatte während einiger Wochen auch eine schwache knöcherne Verbindung mit dem rechtsseitigen Fragment (in Abb. 50 links). Diese Verbindung ist aber nach Ausbildung der direkten Vereinigung der Knochenfragmente wieder zurückgegangen. Diese unzweifelhaft aus verlagertem Periost des Kieferkörpers hervorgegangenen Knochenneubildungen sind nur in beschränkter Weise als Beweise einer besonders großen Regenerationsfähigkeit des Unterkiefers anzusehen. Gegen eine besonders mächtig einsetzende Callusbildung spricht auch die durchschnittlich lange Zeit, der die Unterkieferbrüche zur definitiven Konsolidation bedürfen.

In den aus unserem Lazarett stammenden früheren Berichten ist bereits auf diese lange Dauer der Konsolidation hingewiesen worden. Mit der Länge der Beobachtungszeit haben sich diese Erfahrungen bestätigt. Auch die Angaben in der Literatur haben sich gemehrt, daß mitunter sogar Fissurenbrüche viele Monate bis zur knöchernen Konsolidation brauchen. Die von E. Lickteig berichtete Beobachtung, daß wir bei über 2 cm betragenden Totaldefekten des Knochens (glatte Ausräumung von Periost und Knochen) in keinem Falle eine Callusüberbrückung mit nachfolgender knöcherner Konsolidierung beobachten konnten,

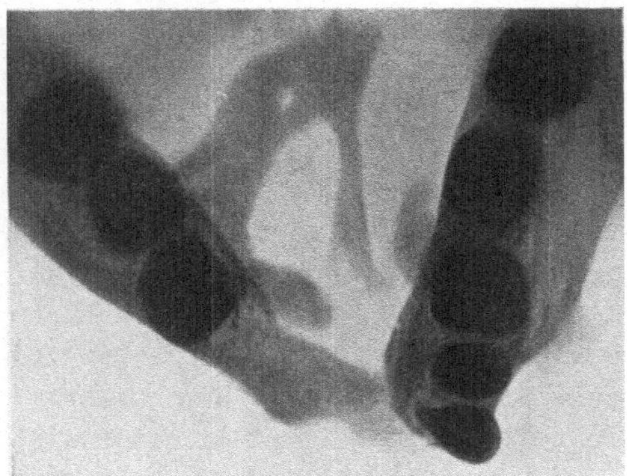

Abb. 50. Knochenbildung aus verlagertem Periost.

hat sich weiter bestätigt. Auch Loos betont die Seltenheit so ausgiebiger Knochenneubildung bei größeren Defekten, daß die Stümpfe durch eine Knochenbrücke wieder vereinigt werden. Bei den von uns beobachteten scheinbaren Ausnahmen war die stärkere Knochenneubildung zum größten Teil auf erhaltenes Periost zurückzuführen. Alle diese, sehr vereinzelt gebliebenen Fälle hatten zudem das gemeinsame Merkmal, daß es sich um unsere jugendlichsten Patienten handelte. Bei dem 16 jährigen Patienten, von dem Abb. 50 stammt, war der Abschuß des Kinnteiles mit einer Defekt- und Zertrümmerungsfraktur des Kieferkörperteiles vom 2. Backzahn rechts bis zum 2. Backzahn links verbunden. Die oberen Partien des Kieferkörpers und der Alveolarteil des rechten Fragmentes war bis zur Mittellinie mit sämtlichen Zähnen erhalten geblieben. Der in den Defekt hineinragende Teil war sowohl lingual wie labial bis zum Eckzahn vom Periost vollständig entblößt. Die innere Knochenwand des Mittelstückes war als eine periostlose $1/_2$ cm breite Knochenlamelle erhalten und mit dem rechtsseitigen Fragmente noch fest verbunden. Im Laufe der nächsten 4 Wochen stießen sich neben einigen kleineren Splittern 4 Sequester von 2—3 cm Länge und $1/_2$ cm Breite ab. Nach Abheilung der Wunden bestand ein halbes Jahr nach der Verletzung ein durchgehender Defekt des Mittelstückes, der sich hauptsächlich auf die linke Seite erstreckte. Im Röntgenbild fehlte in einer Ausdehnung von über 3 cm jeglicher Knochenschatten. Die in Aussicht genommene Knochenplastik wurde in Anbetracht des jugendlichen Alters und der sich im Mundboden entwickelnden Knochenmasse immer wieder verschoben. Im Laufe der beiden folgenden Monate trat in der Defektstelle eine deutlich fühlbare Callusmasse auf, die erst später im Röntgenbild Knochenschatten bildete. Die klinische Festigkeit nahm rasch zu und schließlich kam es, über ein Jahr nach der Verletzung, zur Ausbildung der in Abb. 50 zu sehenden verkalkt-knöchernen Verbindungsbrücke, die auch während der folgenden Monate am rechten Fragment schwach blieb. Bei der mehrere Monate zurückliegenden letzten Untersuchung war noch eine geringe Federung vorhanden. Eine Regeneration des fehlenden Kinnteiles ist nicht erfolgt. Die Bildung der Mundbodenspange zeigt schon, daß wir bei der kritischen Auswertung dieses Falles nicht berechtigt sind, diese größte Regeneration unseres Beobachtungsmaterials ausschließlich auf die Regenerationsfähigkeit der beiderseitigen Fragmentenden zurückzuführen. Zweifellos ist aber bei dem jugendlichen Patienten eine größere Regeneration von den Fragmentenden her erfolgt, als wir sie bei älteren Patienten beobachten konnten. Auch der volle Erfolg der oben beschriebenen und durch Abb. 44—49 erläuterten Heteroplastik bei einem gleichfalls jugendlichen Patienten ist unter diesen Gesichtspunkten zu betrachten. Das gleiche gilt für viele Erfolge mit Autoplastik. v. Wunschheim macht die Beobachtung einer größeren Heilungstendenz bei Magyaren und Kroaten, die sich fast alle durch ein kräftiges Gebiß und massive Kiefer auszeichnen. Die Annahme einer besonders großen Regenerationsfähigkeit des Unterkiefers, der das durchschnittliche Ausbleiben rascher und mächtiger Callusbildung bei Kriegsverletzungen keine besondere Stütze zu geben scheint, findet aber in der allgemein beobachteten lang anhaltenden Regenerationsfähigkeit eine Bestätigung. Noch über 2 Jahre nach der Verletzung sahen wir bei vielen Pseudarthrosen, bei denen wir nach Lage der Verhältnisse die Hoffnung nicht aufgaben, verkalkt-knöcherne Konsolidation auftreten. Soerensen weist auf die Tatsache hin, daß selbst auf Perioden des Stillstandes in der Knochenneubildung doch wieder neuer Knochen sich anbauen und eine spontane Heilung herbeiführen kann. Phasenartige Schwankungen im Regenerationsprozesse beobachteten wir auch nach schon eingetretener knöcherner Konsolidation, bei denen sogar zeitweise wieder aufgetretene Aufhellungen im Röntgenbild der Frakturstelle auf Rückbildung der Knochensalze schließen ließ. Während des Regenerationsprozesses sind alle lebensfähig gebliebenen kleineren Knochenfragmente einem starken Umbau unterworfen. In seinem Bericht weist E. Lickteig an Hand einiger Röntgendiagramme auf diese Erscheinungen hin.

Eine sehr geringe Regenerationsfähigkeit mußten wir durchgehend bei isolierten Alveolarfragmenten des Unterkiefers feststellen. Soweit glatte Alveolarbrüche des Unterkiefers nicht von Substanzverlusten des zugehörigen Kieferkörperteils begleitet sind, kommen sie ebenso wie diejenigen des Oberkiefers in kurzer Zeit nach Reponierung zur Anheilung. Bei Verlust des zugehörigen Kieferkörperteiles aber geben selbst diejenigen Alveolarteile, die mit einem Fragment in fester knöcherner Verbindung bleiben, nur schwache Verbindungsbrücken ab. Vollständig isolierte Alveolarteile sahen wir bei entsprechendem

Fehlen des Kieferkörpers in keinem Fall zu einer knöchernen Verbindungsbrücke führen oder auch nur zu einer dauernd festen Anheilung an einem Fragment gelangen. Alle von uns nach verschiedenen Anheilungsversuchen entfernten derartigen Alveolarteile zeigten einen starken Schwund der von den Zähnen durchsetzten Knochenteile. Auch Lindemann-Kühl weisen auf die Erfahrung hin, daß längere Zeit erheblich gelockerte Alveolarfragmente im ganzen der Heilung, besonders wenn Eiterung vorlag, eine schlechte Prognose bieten, und daß weiteren Anheilungsversuchen zumeist die Entfernung dieser Teile vorzuziehen sei. Nach Unterkieferbrüchen mit Substanzverlusten unterliegen auch die dem Defekt benachbarten Alveolarteile einer starken Resorption, so daß in den meisten Fällen die benachbarten Zähne infolge Schwundes der Alveolenwandung ihren Halt im Knochen verlieren. Da zudem derartige Zähne, besonders wenn ihre Wurzeln teilweise in die Frakturstelle hineinragen, schädliche Komplikationen des Heilungsverlaufes verursachen können, erfordern die den Frakturstellen benachbarten Zähne, wie allgemein in der Kriegsliteratur hervorgehoben wird, von Anfang an eine besondere Beachtung und Behandlung. Falls die doch meist als verloren anzusehenden Zähne aus schienentechnischen Gründen noch möglichst lange erhalten werden sollten, ist peinlichste Wurzelbehandlung frühzeitig notwendig. Auch die Zähne der weiteren Nachbarschaft, die nicht unmittelbar an die Defekt- oder Frakturstelle angrenzen, bedürfen über die Erfordernisse der allgemeinen Mundhygiene hinaus einer eingehenden zahnärztlichen Kontrolle. Wenn wir von allen direkten Schädigungen der Zähne absehen, so bleibt hauptsächlich als sehr häufige Erscheinung die Empfindungslosigkeit vieler Zähne bei den Kieferverletzten zu erwähnen. Es kann kaum einem Zweifel unterliegen, daß diese Empfindungslosigkeit durch Schädigungen der Nervenbahnen bedingt ist. Eine gleichzeitige Durchtrennung aller zuführenden Gefäße kann ein rasches Absterben und einen Zerfall der Zahnpulpen zur Folge haben. Die reiche Verästelung der Alveolargefäße und die Möglichkeit rascher Bildung von Kollateralen schwächen diese letztere Gefahr erheblich ab. Die zahnärztlichen Untersuchungsmethoden verfügen aber, wie v. Wunschheim, später Misch u. a. betonten über kein frühdiagnostisches Mittel, um bei einem intakten Zahn eine schon wirklich abgestorbene Pulpa von einer lediglich durch die Nervenverletzung empfindungslos gewordenen Pulpa zu unterscheiden. Alle Untersucher stimmen darin überein, daß, wenn nicht die meisten, so doch sehr viele dieser Zähne, die auf die Reizung mit dem faradischen Strom gar nicht reagierten, bei der Trepanation blutende und demnach lebende Pulpen aufwiesen. Die Frage der Behandlung dieser Zähne wird noch dadurch kompliziert, daß über das weitere Schicksal nervenloser Pulpen wenig Sicheres bekannt ist. Sicher weist darauf hin, daß die von ihm und anderen durchgeführten Tierexperimente noch eine lange Lebensfähigkeit nervenloser Pulpen ergaben. Mit einem Einwachsen neuer Nervenfasern durch das Foramen apicale ist beim erwachsenen Menschen kaum zu rechnen. In welchem Grade und in welcher Zeit sich trophoneurotische Störungen geltend machen, darüber fehlen uns abschließende Erfahrungen. Bei dieser Sachlage bleibt es daher in gewissen Grenzen dem einzelnen überlassen, ob er lieber eine noch lebende, aber nervenlose Pulpa opfern oder eine Pulpengangrän mit ihren Folgeerscheinungen abwarten will. Für die Praxis dürfte sich der abwartende Standpunkt, den v. Wunschheim schon frühzeitig vertrat, empfehlen. Diesem Standpunkt pflichten auch Pichler, Sicher, Misch und die meisten Autoren bei. Die von Ciecynski gemachte Unterscheidung zwischen den der Frakturstelle direkt benachbarten und den mehr peripher liegenden Zähnen ist schon durch die Rücksichten auf die Knochenverletzung gegeben. Eine allgemeine Sanierung der Zahnverhältnisse wird in Deutschland so gut wie ausnahmslos als ein im Interesse des Wundverlaufes gebotener Bestandteil der Behandlung der Kieferverletzungen angesehen.

Eine geringe Entfaltung regenerativer Kräfte wird vielfach nach blutiger Durchtrennung bereits in falscher und funktionell nicht genügender Stellung verheilter Knochenbrüche des Unterkiefers beobachtet. In der Literatur über die Kriegsverletzungen des gegenwärtigen Krieges nehmen die Ausführungen über die Behandlung der sog. veralteten Fälle noch einen breiten Raum ein. Als veraltet werden diejenigen Fälle bezeichnet, die erst viele Wochen und Monate nach der Verletzung in die spezialistische Kieferbehandlung gelangten und bei denen sich die Folgen einer nicht sachgemäßen Kieferbruchbehandlung in schlechten, verbesserungsbedürftigen Heilungsresultaten zeigen. Soweit das Schicksal dieser Fälle durch Mängel der Organisation und der Einsicht von der Notwendigkeit einer sofortigen spezialistischen Behandlung der Kieferbrüche bestimmt wurde, ist im Laufe des Krieges ein vollkommener Wechsel zum Besseren eingetreten.

Osteotomie.

Eine spätere Durchtrennung der erst in besterreichbarer Stellung zur Konsolidation gebrachten Unterkieferfrakturen kann aber auch bei einem methodisch angelegten Behandlungsplan noch in Betracht kommen. Die geringe Regenerationsfähigkeit des narbigen Knochens gebietet aber, da eine kräftige Anfrischung des Knochens nur zu weiteren Substanzverlusten führen müßte, eine Durchtrennung im Verlaufe der früheren Fraktur nach Möglichkeit zu vermeiden. Um nach der Durchtrennung zugleich auch noch eine weitergehende Verlängerung des verkürzten Kieferbogens zu ermöglichen, schlägt Weiser eine zu allen drei senkrechten Körperachsen schräge von hinten nach vorn und von innen nach außen geführte Schnittrichtung für die Osteotomie vor. Aus Frankreich wird gleichfalls eine schräge Schnittführung berichtet. Diese Gesichtspunkte veranlaßten auch uns, den schrägen Schnitt möglichst im normalen Knochen zu führen. In geeigneten Fällen läßt sich, ähnlich der aus der chirurgischen Behandlung der Mikrogenie bekannten Operationsmethode, durch Anlegen eines Treppenschnittes neben der früher zur Konsolidierung gelangten Fraktur und zweckentsprechender dentaler Extensionsapparate eine beträchtliche Verlängerung und damit ein Ausgleich für beträchtliche durchgehende Defekte erzielen (siehe Abb. 72). Bei annähernd normaler innerer Weichteildeckung läßt sich die Operation ohne Eröffnung der Mundhöhle durchführen. Die Weichteildecken verhindern dann aber durch Spannung eine sofortige definitive Einstellung der Fragmente, so daß die Verlängerung durch Extension mittels des dentalen Apparates erst vervollkommnet werden muß. Kirschner, der dieselbe Operationsmethode an langen Röhrenknochen zum Ausgleich von traumatischen Verkürzungen vornimmt, verbindet die durchtrennten Knochenfragmente durch einen losen Kettenring, der erst nach Erreichung der gewollten Maximalverschiebung straff gespannt ist. Falls der dentale Apparat seinem Zwecke vollkommen entspricht, kann sich beim Unterkiefer eine derartige Schlinge, von der wir auch Gebrauch machten, erübrigen.

Eine Verkürzung eines zu großen Unterkieferbogens durch entsprechende Resektion aus dem Mittelstück ist uns von Lindemann bekannt geworden.

Die Korrektion der in schlechter Stellung verheilten Fragmente kann in weitgehendster Weise durch die die Grundlagen der zahnärztlichen Kieferbruchbehandlung bildenden orthopädischen Maßnahmen durchgeführt werden. Desgleichen können selbst erhebliche Artikulationsstörungen durch die zahnärztlich prothetischen Maßnahmen noch ausgeglichen werden.

Knöcherne und intrakapsuläre Ankylosen.

Bei den nach Kieferverletzungen sehr seltenen knöchernen Ankylosen kommt nur Resektion der knöchernen Verwachsungsstelle in Betracht. Bei intrakapsulärer knöcherner Ankylose sah Preindlsberger gleichfalls bei Resektion des Gelenkes die besseren Erfolge. Der Wiederverwachsung kann durch Interposition von Weichteilen oder Fremdkörpermaterial ebenso wie bei Anlegung eines falschen Gelenkes im Kieferwinkel gesteuert werden. Besonders bei Resektion beider Gelenkköpfchen ist es wichtig, daß durch eine funktionelle Führung des Unterkiefers am Oberkiefer, die sich nach Art der Schröderschen funktionellen Kieferverbände durchführen läßt, eine Bißsperrung verhindert wird. Preindlsberger macht darauf aufmerksam, daß die meisten intrakapsulären totalen Ankylosen weniger auf überstandene Infektionskrankheiten als auf traumatische Ursachen, unter denen die Luxation an erster Stelle steht, zurückzuführen sind.

Oberkiefer.

Nach den Verletzungen der Oberkiefer sind zwei Arten von bleibenden Defekten zu unterscheiden: 1. Defekte des Knochens und der Zähne, bei denen ein Abschluß der Mundhöhle in wesentlich normaler Weise vorhanden ist, und 2. Defekte, die eine Kommunikation der Mundhöhle mit der Nase oder Oberkieferhöhle darstellen.

Bei der ersten Gruppe kommen chirurgische Maßnahmen nur insofern in Betracht, als durch sie eine geeignete Unterlage für die verhältnismäßig einfache zahnärztliche Prothese geschaffen werden muß. Diese chirurgischen Maßnahmen sind im allgemeinen derart, wie sie bei der Nachbehandlung der Mund- und Schleimhautnarben besprochen wurden. Nach Lindemann kommen auch quer abgetrennte Alveolarfortsätze des Oberkiefers selten zur Verheilung. Der teilweise Substanzverlust hat beim Oberkiefer aber nicht die funktionelle Bedeutung wie beim Unterkiefer und kann leichter durch einfachen Zahnersatz ausgeglichen werden.

Defekte des harten Gaumens.

Bei den eine Kommunikation mit der Nasen- oder ihrer Kiefernebenhöhle bildenden Gaumendefekten kommt immer mehr gegenüber den Obturatoren die plastische Deckung in Betracht. Kleinere Defekte des Gaumendaches können durch die üppige und lange anhaltende Granulationsbildung auch ohne plastische Deckung zum Verschluß kommen. Die Granulationen können durch die schon von Dieffenbach vorgeschlagenen Ätzmittel, wie Kanthariden, angeregt werden. Die narbige Kontraktur wirkt hier durch ihre ringförmige Verengung unterstützend mit. V. Posta warnt aus diesem Grunde vor der frühzeitigen Anfertigung eines harten Obturators. Der provisorische Verschluß soll nur durch lockere Tamponade durchgeführt werden. Zum Abschluß und zur Stütze dieser Tamponade hat sich die Schrödersche Okklusivprothese aus Zelluloid ausgezeichnet bewährt. (Abb. 51.) Von Bruhn u. a. sind Drahtgestelle zu demselben Zwecke verwertet worden. Wie E. Lickteig berichtet, ermöglicht die Schrödersche Okklusivprothese als Gaumenverbandkappe auch einen abschließenden und stützenden Verband bei Gaumenplastiken. Insbesondere wird durch sie die schädigende Wirkung des Luftdruckes, der bei anormalen Respirationsvorgängen zwischen 40 Hg negativem und 60 Hg positivem Druck schwankt, ausgeschaltet.

In der Mehrzahl der Fälle kann das Material zur plastischen Deckung der Defekte des harten Gaumens durch Mobilisierung von Schleimhautperiostlappen der Nachbarschaft gewonnen werden. Je nach der Gestalt des Defektes kommen zwischen der Langenbeckschen Operationsmethode und der Drehung gestielter Lappen alle Variationen in Betracht. Von Helbing, Ganzer, E. Lickteig u. a. wurde über eine Reihe derartiger Uranoplastiken berichtet. Helbing macht erneut auf die Schwierigkeit, die mit der Oberkieferhöhle kommunizierenden Defekte zu verschließen, aufmerksam. Im Straßburger Lazarett ist bei allen operierten derartigen Fällen unter Verwendung der abschließenden Verbandkappe aus Zelluloid ein voller Erfolg erzielt worden. Bei größeren Defekten

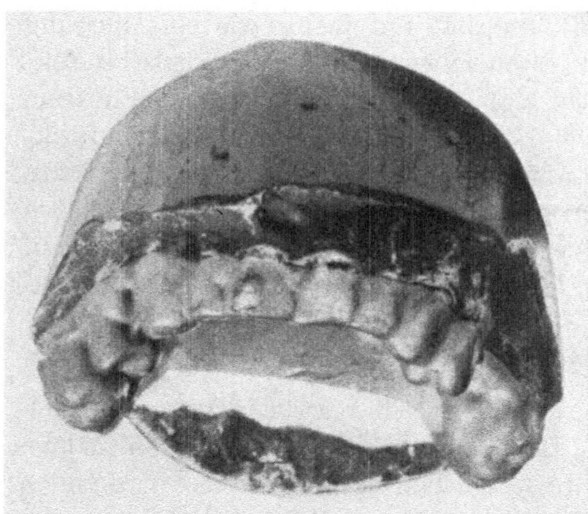

Abb. 51. Gaumenverbandkappe nach Schröder.

kommt, wie Rosentahl ausführt, die Heranziehung von Wangenmaterial oder auch durch die Wange geführter Lappen nach Art der italienischen Plastik in Betracht. Mayrhofer verwendet gedoppelte Schleimhautlappen aus der Wange. Von E. Lickteig sind auch ganz große Defekte durch Teiloperationen, bei denen die unter der Zelluloidverbandkappe besonders üppig sich bildenden Granulationen schrittweise zur weiteren Deckung verwertet wurden, ausschließlich aus dem Material des Gaumens gedeckt worden.

v. Arkövy greift auf die alloplastischen Methoden englischer Autoren zurück und bringt eine auf ein Filigrannetz als Stützgerüst aus zahnfleischfarbenem Porzellan gebrannte Gaumenplatte zur Einpflanzung.

Durch alle diese Operationsmethoden kann nahezu in allen Fällen von traumatischen Defekten des harten Gaumens der Gebrauch eines Obturators vermieden werden, so daß der Abschluß der Mundhöhle durch prothetischen Ersatz bei den Kriegsverletzungen der Kiefer in der Hauptsache auf die großen Defekte des Oberkiefers beschränkt bleiben kann. Die Obturatoren kommen weiter, ebenso wie bei den Hemmungsbildungen, zur Behebung der auf den Defekten der weichen Gaumen beruhenden Sprachstörungen in Betracht.

Die durch traumatische Defekte und narbigen Veränderungen verursachten
Sprachstörungen lassen sich, da die Patienten früher im Besitze einer normalen Sprache waren, im allgemeinen leichter beheben, als die auf angeborenen
Mißbildungen beruhenden. Sie erfordern aber die restlose Erschöpfung aller
operativen und medico-mechanischen Mittel, die eine möglichst normale
Wiederherstellung der Mundhöhlenwandung und ihrer Funktion ebenso wie
der Zunge erreichen lassen. In seiner sprachärztlichen Kriegsabteilung hat sich
Froeschel auch besonders der durch Kieferverletzungen verursachten Sprachstörungen angenommen. Am Düsseldorfer Kieferlazarett hat Bruhn einen
systematischen Sprachunterricht eingeführt. Bruhn weist besonders auf die
mimischen Störungen hin, die durch Muskel- und Nervenverletzungen verursacht sind und durch Nervennähte nur in beschränkter Weise gebessert
werden. Aus diesem Grunde empfiehlt Bruhn, den Sprachunterricht nicht
so sehr durch eigentliche Sprachlehrer als vielmehr durch Schauspieler erteilen
zu lassen.

Chirurgische Vorbereitung der Prothese.

Durch eine Reihe chirurgischer Maßnahmen kann die Anfertigung einer
künstlichen Prothese erleichtert und vielfach überhaupt erst ermöglicht werden.
Hierher gehören die bereits erwähnten Narbenlösungen und die Bildung von
Buchten und Taschen, in denen die Prothese Sitz und Halt findet. Bei bleibenden Defekten mit zahnlosem hinteren Fragment erfordert der Knochenstumpf
eine entsprechende Vorbereitung. Durch Resektion störender Teile kann vielfach erst ein guter Sitz der zahnärztlichen Prothese erzielt werden. Ebenso
wie die Resektion gehört auch die Exartikulation kurzer Gelenkteile zu denjenigen Operationen, die zur Vorbereitung der Knochen- und Weichteilverhält-
nisse für die Prothese dienen und trotz der großen Erfolge der Knochenplastiken, zum Teil aber auch im Verein mit ihr (Gelenkplastik von Klapp)
ihre Bedeutung für die Abschlußbehandlung der Kieferverletzungen bewahrt
haben.

Anästhesie.

Sämtliche operative Eingriffe nach Kieferverletzungen werden in Deutschland und Österreich-Ungarn in der Regel in Leitungs- und Lokalanästhesie
durchgeführt. Aus Frankreich wird eine größere Anwendung der Allgemein-
narkose berichtet. Die hauptsächlich von Braun und Härtel ausgebaute
Anästhesierungsmethode der Trigeminusäste hat sich während des gegenwärtigen Krieges vollkommen bewährt und eine ausgedehnte Anwendung gefunden. Ciescynski hat auf Grund eingehender Messungen die Einstich-
punkte und Nadelführung genau festgelegt. Für kleinere Operationen reicht
im allgemeinen Mandibularanästhesie und lokale Einspritzung aus. Hacken-
bruch empfiehlt lokale Umspritzung der Operationsstelle in Rautenform. Auch
die Entnahme des frei zu transplantierenden Knochenmaterials erfolgt meist
unter lokaler Anästhesie. Zur Entnahme des Knochenstückes aus der Tibia
bevorzugt Becker die Lumbalanästhesie. Williger empfiehlt, auch bei Kiefer-
operationen die Anästhesie durch eine besondere sedative Behandlung vorzu-
bereiten. Die Verabfolgung einer Riedelschen Spritze Skopomorphin und
die Verbringung des Patienten ins Dunkelzimmer eine Stunde vor der Operation
haben sich ihm gut bewährt. Allgemein wird eine Morphiumspritze verabfolgt.

Lindemann empfiehlt, nach unseren Erfahrungen mit Recht, möglichst nur die Verwendung von frisch zubereiteten Lösungen der Anästhesierungsmittel, unter denen das Novokain mit und ohne Suprareninzusatz an erster Stelle steht. Gelegentliche Mißerfolge der Anästhesie äußern sich nur in der Erschwerung der Operation. Beträchtliche und vor allem den Erfolg verhindernde Gewebsschädigungen sind uns nicht bekannt geworden. Über einen auffallenden Mißerfolg einer Mandibularanästhesie zur einfachen Zahnextraktion berichtet Barnes. Durch zentripetale Fortleitung eines Infektionsprozesses in der Nervenscheide des Ramus mandibularis und des Trigeminus war es zur Ausbildung eines Gehirnabszesses gekommen, der zum Tode führte.

Die methodische Vervollkommnung der Leitungs- und Lokalanästhesie trug wesentlich zu dem Aufschwung bei, den die chirurgische Behandlung der Kieferverletzungen im gegenwärtigen Kriege genommen hat.

Die technisch-orthopädische Behandlung.

Allgemeine Grundlagen.

Die Grundlagen der technisch-orthopädischen Behandlung der Kieferverletzungen bestehen in der Anwendung der in der allgemeinen Frakturbehandlung gültigen Prinzipien des Fixations- und Extensionsverbandes und in der Anpassung dieser Prinzipien an die besonderen Verhältnisse der Kiefer. Die Gestaltung dieser Verbände ist derart an die denselben besonderen Verhältnissen entsprungene zahnärztliche Technik gebunden, daß sie keinen isolierten Teil der zahnärztlichen Technik darstellt, sondern vielmehr mit ihr eine untrennbare Einheit bildet. Dem verschiedenartigen Ausbau der zahnärztlichen Technik entsprechen auch verschiedenartige Ausführungen der Kieferbruchverbände, ohne daß aus dieser Mannigfaltigkeit auf eine gleich große Verschiedenartigkeit der Grundprinzipien der Kieferbruchbehandlung geschlossen werden kann. Allen verschiedenartigen Gestaltungen der zahnärztlichen Kieferbruchverbände liegen einige wenige, einheitliche Prinzipein zugrunde, die sich aus der Anpassung der Prinzipien der zahnärztlichen Technik an die allgemein chirurgischen Prinzipien der Frakturbehandlung ergeben. Die Fülle der dabei der rein zahnärztlichen Technik gestellten Aufgaben können die Einheit der Hauptaufgaben rein äußerlich derart in den Hintergrund treten lassen, daß die Verschiedenartigkeit der gewählten Mittel irrtümlich auch für eine solche der prinzipiellen Behandlungsmethoden angesehen werden kann. Das gleiche gilt für die Beurteilung der Ausführungsprinzipien. So kann die Tatsache, daß die genaue Reposition bezahnter Kieferfragmente mit Sicherheit nur durch die genaue Einstellung der Zähne in die vor dem Bruch vorhandene Artikulation der Zahnreihen gewährleistet ist und daß sich auch die Wirkungen der Dislokation vieler nichtbezahnter Fragmente in Artikulationsstörungen äußern, zu dem Schluß verführen, daß die Behebung der Artikulationsstörungen das Grundprinzip der zahnärztlichen Kieferbruchbehandlung darstellt. In Wirklichkeit ist dieses Prinzip nur das die Behandlung beherrschende Mittel bei der Lösung der Hauptaufgabe, die sich ganz allgemein als die Ermöglichung der Wiederherstellung der Kontinuität des gebrochenen Kiefers in funktionell best brauchbarer Form charakterisieren läßt. Der Verfolgung dieses Hauptzieles muß die Wiederherstellung des Kiefers in der normalen

Form und Stellung und der ganz natürlich damit verbundenen früheren Artikulation der vorhandenen Zähne als bester Erfolg vorschweben; sie muß aber gegebenenfalls innerhalb gewisser zulässiger Grenzen die Sorge um die Artikulation der Sorge um die Wiederherstellung der Kontinuität unterordnen. Diese Grenzen können einerseits durch den Verlust von Knochenmaterial und Zähnen und andererseits durch die Aussichten einer späteren funktionellen Korrektur der Artikulationsstörungen bestimmt werden. Durch die Erfolge der Knochenplastik sind diese Grenzen zwar stark verengt, aber nicht jeder praktischen Bedeutung entkleidet worden.

In diesen Umständen liegt es begründet, daß sich auch in der zahnärztlichen Literatur über die Kieferbruchbehandlung der Kriegsverletzungen scheinbar verschiedene Grundprinzipien gegenüberstehen. Insbesondere ist die Herausarbeitung und Betonung des sog. orthodontischen Standpunktes als Ausdruck dafür zu verstehen, daß es zum größten Teil von der Orthodontie angewandte Mittel und Prinzipien sind, die bei der Gestaltung der vorherrschenden Extensionsverbände zur Anwendung kommen. Der Versuch, die verschiedenen, zudem ineinander übergehenden Standpunkte gegeneinander abzugrenzen, liegt, abgesehen von seiner Unzweckmäßigkeit, nicht im Rahmen der gegenwärtigen Darstellung, da er nur durch ein breites Eingehen auf die kritischen Bewertungen möglich wäre. Damit soll aber keineswegs zum Ausdruck gebracht werden, daß selbst bei richtigem Behandlungsplan die Art der Ausführung der Kieferbruchverbände nebensächlich ist. Die geradezu unerschöpfliche Fülle der kasuistischen Erfahrungen drängt vielmehr dazu, bei Wahl der Art des Kieferverbandes zu einer Indikationsstellung zu gelangen. Inwiefern den verschiedenartigen Kieferverbänden eine einheitliche Indikationsstellung zukommt, zeigt ein Vergleich der durch einen Verband erreichbaren Zwecke mit den Grundprinzipien der Kieferbruchbehandlung. In keinem Fall aber dürfen die Ausführungsprinzipien der Kieferverbände für die Prinzipien der Behandlung der Kieferverletzungen gehalten werden. Die letzteren sind auch bei Kieferverletzungen von den allgemeinchirurgischen Anschauungen, die ersteren von den Besonderheiten der Kieferverhältnisse, besonders den Wechselbeziehungen zwischen Zähnen, Knochen und Gelenk, und von den zur Verfügung stehenden technischen Hilfsmitteln abhängig. Die chirurgischen Behandlungsprinzipien der Knochenbrüche müssen daher auch die leitenden Gesichtspunkte für die Betrachtung der verschiedenen Kieferverbände und Stützapparate abgeben. Dies gilt ganz besonders für die allgemeinen Prinzipien der Kieferschienung. Die allgemein erhobene Forderung einer möglichst frühzeitigen sachgemäßen Versorgung des Kieferbruches durch dentale Schienung ergibt sich sowohl aus den allgemein-chirurgischen Erfordernissen der Wundbehandlung wie aus den Besonderheiten der Kieferverhältnisse.

Schienung im Felde.

Die Wahl des Zeitpunktes und vor allem der Art der ersten Schienung im Kriege ist von äußeren Umständen abhängig. Der Ausbau der militärzahnärztlichen Organisation hat die von der deutschen K.S.O. ursprünglich nur für die Kriegslazarettabteilungen vorgesehene zahnärztliche Hilfe auch auf die Feldlazarette ausgedehnt, so daß ganz allgemein diese Sanitätsformationen als der geeignete Ort der ersten Schienung der Kieferbrüche im Felde angesehen werden. Die auch jetzt noch prinzipiell zu Recht bestehende Forderung, daß die erste zahnärztliche Schienung der Kieferbrüche in den Feldlazaretten zu erfolgen hat, hat im Laufe des gegenwärtigen Krieges wesentliche Einschränkungen erfahren. Insbesondere haben die in den Kieferlazaretten der Heimat gemachten Erfahrungen gezeigt, daß der zahnärztlichen Schienung der Kieferbrüche im Felde doch meist nur ein provisorischer Wert zukommt, da, wie das normalerweise der Fall ist, dem im Felde tätigen Zahnarzt nicht dieselben technischen Hilfsmittel wie seinem in den Speziallazaretten für Kieferverletzte tätigen Kollegen zur Verfügung stehen können. Zu diesen und anderen äußeren Gründen kommt dazu, daß die Vielgestaltigkeit der gegenwärtigen Kriegsverletzungen der Kiefer einer Vereinfachung und Vereinheitlichung der Kieferschienung so große und zum Teil unerwartete Schwierigkeiten entgegensetzte, daß eine einheitliche Lösung, falls sie überhaupt möglich sein sollte, nicht gefunden wurde. Eine derartige Lösung ist während des gegenwärtigen Krieges wohl auch kaum ernstlich gesucht worden, da sich in günstigster Weise eine andere Lösung durch die Leistungen des militärischen Verkehrswesens ergab. Im Laufe des Krieges mehrten sich daher in der Literatur die Stimmen, die unter Hinweis auf die fast überall vorhandenen günstigen Transportverhältnisse, in dem möglichst raschen Abtransport der Kieferverletzten in ein Speziallazarett der Heimat den besten Ausweg aus allen Schwierigkeiten erblicken. Soweit nicht Sperrungen durch Quarantäne eintreten, können die meisten Kieferverletzten in wenigen Stunden oder doch im ungünstigsten Falle in wenigen Tagen ein Speziallazarett für Kieferverletzte erreichen. Bei größeren Verletzungen ist doch meist eine definitive Schienung des Kieferbruches mit Rücksicht auf die Erfordernisse der allgemeinen Wundbehandlung in den ersten Tagen nicht geboten. Auch in den Kieferlazaretten der Heimat wird, wie allgemein in den betreffenden Berichten hervorgehoben wird, der Zeitpunkt der Schienung von Fall zu Fall entschieden. Von größter Wichtigkeit bleibt aber auch ganz besonders in diesen Fällen, daß in den Sanitätsformationen des Feldes eine sachgemäße Behandlung der Weichteil- und Knochenwunden eingeleitet wird. So weit hierbei mit einfachen Hilfsmitteln eine gute Schienung der Kieferfragmente zu erreichen ist, wird sie auch allgemein befürwortet. Diese Hilfsmittel bestehen in der Hauptsache aus entsprechend der Kieferform gebogenen Drähten, die der Zahnreihe passend angelegt und durch Draht oder Seidenligaturen oder durch vorbereitete, einzelne Zähne umfassende Metallbänder an den Zähnen der verschiedenen Fragmente befestigt werden. Dazu kommen noch einige andere Hilfsmittel als Zug-, Einstell- und Haltevorrichtungen, die in einfacher Weise an dem die eigentliche Kieferbruchschiene bildenden Draht angebracht werden können. Schröder hat einen Satz derartiger einfacher Hilfsmittel zusammengestellt, der in Deutschland dem Instrumentarium der Feldzahnärzte beigegeben ist. Nach Maßgabe der zur Verfügung stehenden technischen Einrichtungen werden weitere Hilfsmittel in den Feld- und Kriegslazaretten in ähnlicher Weise, wie in den Kieferlazaretten der Heimat, hergestellt. Aus den allgemein-chirurgischen Prinzipien der Wundbehandlung ergibt sich sowohl für die in den Lazarettformationen des Feldes als auch in den Kieferlazaretten der Heimat hergestellten Kieferverbände die Forderung, den dentalen Schienenverband so zu gestalten, daß die Übersichtlichkeit der

Wunden nicht gestört wird und daß das Material, aus dem die Schienen hergestellt werden, die größten Garantien für die Reinhaltung bietet. Beide Forderungen lassen die Verwendung von Metallen zur Anfertigung der Kieferbruchschienen von vornherein als zweckmäßig erscheinen. Je größer die Festigkeit des verwendeten Metalles ist, um so weniger voluminös lassen sich die Schienen gestalten. Zur Verwendung kommen in Deutschland in erster Linie Legierungen von Kupfer, Zinn, Zink und Aluminium und auch, wie in Frankreich, Silber. Die Verwendung von Gold, das besonders in Legierungen mit Platin und Iridium als das idealste Material anzusehen ist, kommt praktisch für die Anfertigung eigentlicher Kieferschienen nicht in Betracht. Auch technisch reines Zinn[1]) findet vielfach Anwendung; desgleichen der für zahnärztliche Zwecke vorbereitete hart vulkanisierbare Kautschuk. Zwischen Art des Materials und der Formgestaltung der Kieferverbände herrschen sich gegenseitig bedingende Wechselbeziehungen, doch ist die Gestaltung mehr durch die Art des Materials als diese durch die Gestaltung bedingt. Das charakteristische der Verbände liegt daher in der Gestaltung. Die Erreichung des Konstruktionszweckes kann durch die Art des Materiales gefördert werden. Das ist ganz besonders bei denjenigen Verbänden der Fall, die der Fixation von Kieferfragmenten nach erreichter Reponierung dienen. Der günstige Einfluß der Ruhigstellung der Knochenfragmente auf die Infektionsprozesse der Knochen- und Weichteilwunden hat sich während des gegenwärtigen Krieges bei allen komplizierten Frakturen in so hohem Maße erwiesen, daß die deutsche Chirurgie in der Ruhigstellung eines ihrer hauptsächlichsten Bekämpfungsmittel der Infektionen erblickt. Auch gegenüber der Annahme, daß eine geringe Reibung der Bruchenden die Knochenbildung anrege und die Konsolidation fördere, hat sich die möglichst ruhige Fixation als sicherstes Mittel zur Verhütung von Pseudarthrosen bewährt. Die Förderung der Konsolidation durch funktionelle Bewegungs- und Belastungsreize kommt erst nach Eintritt der ersten Konsolidation in Betracht. Diesen allgemein chirurgischen Erfahrungen widersprechen auch die Beobachtungen bei Kieferbrüchen in keiner Beziehung. Damit scheint die Frage, ob den starren oder den nichtstarren Konstruktionen der Kieferbruchverbände der Vorzug zu geben sei, von vornherein wenigstens bezüglich der Fixationsverbände zugunsten der starren Schienen entschieden. Sie finden auch in den verschiedensten Ausführungen ausgedehnte Anwendung. Trotzdem dürfen sie nicht als in jeder Beziehung den nichtstarren Fixationsverbänden überlegen angesehen werden. Von den Unterschieden in den Schwierigkeiten der technischen Herstellung kann hier abgesehen werden. Ein starrer Fixationsverband erfordert eine vorherige genaue Reposition der Fragmente. Eine derart genaue Reposition ist aber, besonders bei mehrfachen Frakturen mit zackigen Bruchlinien nicht immer möglich. Auch lassen sich manche Diastasen infolge eingeklemmter Knochenstücke oder Weichteile nicht immer ohne weiteres beheben. Selbst eine genaue Röntgenkontrolle gibt nicht immer erschöpfend Aufschluß über die Stellung der einzelnen Knochenfragmente zueinander. In diesen Fällen ist bei einer starren Schienung, die den von ihr erstrebten Zweck auch erreicht, eine Korrektur der Stellung unter der Schienung nicht möglich. Dieser Nachteil ist nur durch

---

[1]) Dem in der Literatur gebrauchten Ausdruck „chemisch reines Zinn“ ziehen wir diese Bezeichnung vor, da es sich nicht um absolut chemisch reines Zinn handelt und dieser Ausdruck zu Mißverständnissen führen kann.

entsprechende Änderungen oder durch besondere Reguliervorrichtungen, deren Notwendigkeit schon über das starre Prinzip hinausweisen, auszugleichen. Demgegenüber tragen die nichtstarren Fixationsverbände in sich die Möglichkeit, kleinere Schlußeinstellungen unter der Schienung automatisch eintreten zu lassen. Da ferner die nichtstarre Schienung die Grundlage der meisten Extensionsverbände bildet, so muß das nichtstarre Prinzip als der allgemeinere, weil anpassungsfähigere Typ angesehen werden. Dies kommt auch in der Kombination starrer Schienenteile mit gelenkigen Zwischenteilen zum Ausdruck.

Außer den Erfordernissen der Wundbehandlung sprechen bei der Konstruktion der Kieferbruchverbände auch die Rücksichten auf die Zähne mit. Dies gilt vor allem für die Art der Befestigung der dentalen Schiene an den Zähnen. Als Befestigungsmittel dienen Anbinden durch Draht- oder Seidenligatur, Anschrauben an Zahn-Ringbänder, Anlöten der Schiene an aufzementierte Ringe oder Zahnkappen, Befestigen der ganzen Schiene durch Guttapercha oder Zement an den Zähnen unter Ausnützung der Zahnformen, Verschrauben eines den inneren Flächen der Zähne entsprechenden Schienenteiles an einen der äußeren Fläche der Zähne anliegenden und allerhand sonstige Schiebestift- und Verankerungsvorrichtungen, die dem technischen Hilfsschatz der Feinmechanik entstammen. Die meisten dieser Befestigungsarten der Schienen an den Zähnen suchen sich die nach unten konische Zahnform und die durch sie und durch die Schrägstellung mancher Zähne und vor allem durch den nach oben sich verengernden Unterkieferbogen geschaffenen sog. „unter sich gehenden Stellen" zu Nutzen zu machen. Ebenso wie die einfachere Drahtschiene lassen sich auch die einfacheren Befestigungsarten wie Ligaturen und zuschraubbare Zahnbänder ohne besondere Vorbereitungen direkt am Patienten verpassen und durchführen. Die technische Herstellung der meisten anderen Schienenverbände und die Vorbereitung der Befestigungsvorrichtungen erfordert ein genaues Arbeitsmodell, das durch einen Abdruck der Kiefer gewonnen wird. Von den in der zahnärztlichen Praxis gebräuchlichen Abdruckmassen wird der Gips seiner Genauigkeit wegen bevorzugt. Da die Dislokation der Fragmente die Schwierigkeiten beim Abdrucknehmen eines gebrochenen Kiefers erhöht, befürchten viele Autoren von dieser Prozedur eine allzu große Belästigung des Patienten. Die Rücksicht auf diese Belästigung des Patienten geht so weit, daß manche in ihr eine Kontraindikation für alle diejenigen Kieferbruchverbände erblicken, die bei frischen Verletzungen einen Abdruck nötig machen. Den hiergegen geltend gemachten Erfahrungen anderer können wir auch die im Straßburger Lazarett gemachten Erfahrungen hinzufügen, daß in allen Fällen die Gewinnung eines Gipsabdruckes möglich ist, ohne daß die Wunden geschädigt oder dem Patienten nennenswerte Schmerzen verursacht werden. Die Gewinnung eines Gipsabdruckes hat daher auch bei der Behandlung der Kieferverletzten des gegenwärtigen Krieges überall die weiteste Anwendung gefunden. In Österreich hat Henning als Abdruckmasse ein Gelatinepräparat, das im Munde bis zur elastischen Konsistenz erstarrt, und das er als „Elastine" bezeichnet, eingeführt.

Jede Befestigung einer Schiene an den Zähnen hat eine anormale Belastung der betreffenden Zähne zur Folge. Es ist eine der Hauptaufgaben der zahnärztlichen Schienung, die Gesamtheit der notwendigen anormalen Belastung auf möglichst viele Zähne zu verteilen und die Zug- und Druckrichtungen in den günstigsten Komponenten wirken zu lassen. Die beste Verteilung besteht in der starren Verbindung mehrerer Zähne zu einer Angriffseinheit; die günstigsten Zug- und Druckrichtungen sind durch Verwendung federnder und elastischer Kräfte zu erreichen. Während diese elastischen Kräfte bei der Verwendung starrer Schienen nur in die Hilfsapparate gelegt werden können, werden sie bei vielen nicht starren Schienen von den eigentlichen Schienenteilen selbst entfaltet. Dem entsprechen wieder so viele Vor- und Nachteile, daß ein gegenseitiges Abwägen derselben in prinzipieller Weise nicht restlos möglich ist.

Die Grundform der Konstruktion eines Kieferbruchverbandes wird in erster Linie durch den anatomischen Charakter des Bruches bestimmt. Die anatomische Verschiedenheit des Unter- und Oberkiefers hat auch eine verschiedene Gestaltung der entsprechenden Kieferschienen zur Folge; doch wirkt dieser Unterschied weniger durchgreifend auf die Gestaltung der Bruchverbände als es die aus den anatomischen und funktionellen Verhältnissen sich ergebenden Unterschiede zwischen Frakturen des bezahnten und solchen des nichtbezahnten Teiles tun. So weit im Oberkiefer noch einige feste Zähne vorhanden sind, die als Stützpunkte dienen können und soweit im Unterkiefer die einzelnen Fragmente genügend feste Zähne tragen, die eine direkte Fixation der Knochenfragmente ermöglichen, unterscheiden sich die einfachen Fixationsverbände des Oberkiefers nicht wesentlich von denen des Unterkiefers, nur daß an die Oberkieferverbände die geringeren Ansprüche bezüglich der Stabilität gestellt werden können.

Auch die Verbände für die außerhalb der Zahnreihe verlaufenden Frakturen haben beim Ober- und beim Unterkiefer gemeinsam, daß die Stützpunkte für die meisten komplizierten Fixationsverbände außerhalb der beweglichen Knochenfragmente gesucht werden müssen. Hinsichtlich dieser Stützpunkte und damit in der durch die Stützpunkte bedingten Gestaltung der Kieferbruchverbände besteht aber ein wesentlicher Unterschied. Die knöcherne Einheit von Gesichts- und Gehirnschädel bestimmt den Gehirnschädel zum natürlichen Stützpunkt für die Verbände der außerhalb der Zahnreihe ziehenden Frakturen des Oberkiefers. Für diese Frakturen ergibt sich somit als natürlichster Fixationsverband eine Kombination dentaler Schienen mit Kopfkappenverbänden, demgegenüber die Fixation des Oberkiefers durch Ausnutzung der Gestalt und der Funktion des Unterkiefers an Bedeutung zurücksteht. Für die Verbände der außerhalb der Zahnreihe liegenden durchgehenden Frakturen des Unterkiefers ist dieses Verhältnis gerade umgekehrt. Für die Fragmente des beweglichen Unterkiefers bietet der feststehende Oberkiefer den nächstliegenden natürlichen Halt, so daß diejenigen Verbände, die ihren Stützpunkt an einem Kopfkappenverband finden, lediglich als besondere Ausnahmen angesehen werden können. Gerade die Art der Gewinnung eines Stützpunktes am Oberkiefer ist charakteristisch für alle derartigen Unterkieferverbände. Bei der Besprechung der chirurgischen Behandlung ist schon verschiedentlich auf die Immobilisierung des Unterkiefers an den Oberkiefer hingewiesen worden. Diese Immobilisierung kann in einfachster Weise durch Ausnützung der durch die natürliche Artikulation der Zähne bedingten Verankerung in der Kieferschlußstellung oder in entwickelterer Weise durch Zwischenschaltung einer die beiden Kiefer fest verbindenden dentalen Schiene durchgeführt werden. Im vorhergehenden Abschnitt ist bereits erwähnt worden, daß diese Behand-

lungsart der Unterkieferfrakturen, die bei einem weniger entwickelten Stand
der zahnärztlichen Technik eine allgemeine Berechtigung hatte, in Deutschland
schon vor dem Kriege nicht mehr zu den allgemein üblichen Behandlungsmethoden
zählte, daß sie aber auch bei der Behandlung der Kieferverletzungen des gegenwärtigen Krieges keineswegs jede Bedeutung verloren hat. Die Nachteile
dieser Methode, die hauptsächlich in der Ausschaltung der Funktion der Kiefer
liegen, können in besonderen Fällen, die sich nach Zahl und Art eher zu ver-
mehren als zu vermindern scheinen, als das kleinere Übel gegenüber anderen
durch die Funktion bedingten Nachteilen erscheinen. Im allgemeinen geht
aber das Bestreben dahin, auch diejenigen dentalen Schienen des Unterkiefers,
die eines Stützpunktes am Oberkiefer bedürfen, so zu gestalten, daß die Funktion
nicht nur unter dem Verband erhalten bleibt, sondern gegebenenfalls auch durch
ihn unterstützt wird. Diese Verbände wurden daher von Schröder als „funktionelle Unterkieferverbände" bezeichnet. Die natürlichen Grundlagen für die
funktionelle Verankerung des Unterkiefers am Oberkiefer haben wir in den
anatomisch-physiologischen Beziehungen zu suchen, die zwischen Ober- und
Unterkiefer bestehen. Im ersten Abschnitt dieser Darstellung wurde ausgeführt,
daß es sich hierbei um Gelenkbeziehungen im weitesten Sinne des Wortes handelt,
die sich aus der Artikulation der Zähne und den Bewegungen in den beiderseitigen Kiefergelenken ergeben. Die funktionelle Verankerung besteht nicht nur
in einer Unterstützung, sondern geradezu in zweckmäßigen konstruktionellen
Nachahmungen dieser Beziehungen. Die genaue Einstellung des Unterkiefers zum
Oberkiefer wird bei der Okklusion durch die schiefen Ebenen der einzelnen
Zahnhöcker bewirkt. Die Okklusionseinstellung kann durch künstliche Verlängerung der schiefen Ebenen und besonders durch zweckmäßige Anbringung
künstlicher schiefen Ebenen zu einer Führung des Unterkiefers am Oberkiefer
ausgestaltet werden. So stellt die von Sauer vor langem in die Kieferbruchbehandlung eingeführte „schiefe Ebenen" im Prinzip eine Tiefenverlänge-
rung der Artikulationsflächen dar. Alle die ihr nachgebildeten Füh-
rungsvorrichtungen haben in der Literatur den Namen „schiefe Ebene" behalten,
auch wenn ihre Wirkungsweise nichts mehr mit dem physikalischen Prinzip der
schiefen Ebene zu tun hat. Viele dieser „schiefen Ebene" sind Übergänge
zwischen den zur funktionellen Verankerung des Unterkiefers am Oberkiefer
konstruierten Nachahmungen der Artikulations- und Gelenksbeziehungen, die
durch die Gleitschiene Schröders eingeführt wurden. Obschon die Gleitschienen Schröders in technischer Beziehung aus der schiefen Ebene hervor-
zugehen scheint, so muß doch betont werden, daß sie etwas prinzipiell anders,
nämlich die Nachahmung der Gelenkführung ist. Wenn auch die Wechselbeziehungen zwischen Gelenk und Artikulation der Zähne ihren Ausdruck
in den Übergängen zwischen „schiefer Ebene" und „Gleitschiene" finden, so
muß doch gerade der Gelenkcharakter der Gleitschiene gegenüber der sich
in der Literatur fühlbar machenden Unsicherheit in der Bezeichnung der Gleitschienen besonders hervorgehoben werden. Die Gleitschiene Schröders
bezweckt in erster Linie die Korrektion der durch den Kieferbruch erfolgten
Gelenkstörungen, deren einzelne Phasen wir im ersten Abschnitt beschrieben
haben. Dadurch wird sie auch zu einem wichtigen Hilfsmittel für die Wiederherstellung der Artikulation derjenigen Fragmente, deren Dislokation mit
diesen Gelenkstörungen verbunden ist. Die spezifische Wirkung der Gleitschiene

äußert sich aber in der Beeinflussung der Stellung des vorderen Hauptfragmentes zu den zahnlosen hinteren Fragmenten. In dieser Hinsicht besteht zwischen der Anbringung der Gleitschiene auf der gesunden oder auf der verletzten Seite des Unterkiefers kein wesentlicher Unterschied: in beiden Fällen stellt die Gleitschiene eine Gelenkverbindung dar, die in dem einen Fall mehr einer Stärkung der noch vorhandenen Gelenkverbindung, in dem anderen Falle mehr einem Ersatz des durch die Knochendurchtrennung ausgefallenen Gelenkes gleichkommt. Ganz allgemein läßt sich daher die Gleitschiene als ein intraorales künstliches Gelenk bezeichnen. Dieses der Schröderschen Gleitschiene zugrunde liegende Prinzip der funktionellen Verankerung des Unterkiefers an den Oberkiefer hat zu verschiedenen Konstruktionen geführt, die in ihrem technischen Aufbau den Charakter eines Gelenkersatzes deutlicher erkennen lassen. Auch das von Schröder für besondere Fälle konstruierte extraorale Gelenk stellt lediglich den Ausbau des seiner Gleitschiene zugrunde liegenden Prinzipes unter getreuer Nachahmung des natürlichen Gelenkes dar. Eine losere, aber dafür leichter regulierbare Verankerung des Unterkiefers am Oberkiefer wird durch Anbringen von Gummizügen zwischen Ober- und Unterkiefer erreicht. Diese intermaxillären Gummizüge sind einerseits eine unvollkommene Ligaturenfixation und andererseits eine unvollkommene Gelenkverbindung nach Art der Gelenkbänder. Ihrer großen Anpassungsfähigkeit verdankt diese Art der Verbindung ihre große Anwendung zur Behebung von Dislokationen und als Unterstützungsmittel der anderen funktionellen Verbände.

Dieses sind in kurzer, ganz allgemeiner Darstellung die hauptsächlichsten Prinzipien, nach denen die Anfertigung der Kieferbruchverbände erfolgt. Die praktische Ausführung dieser Prinzipien setzt eine umfassende Beherrschung der gesamten zahnärztlichen Technik voraus. Eine eingehende Darstellung derselben liegt ebensowenig im Rahmen unserer gegenwärtigen Darstellungen als ein Eingehen auf die Fülle kasuistischer Einzelangaben, aus denen der größte Teil der diesbezüglichen Kriegsliteratur besteht. Wenn auch in den meisten umfassenden Arbeiten, wie in denjenigen von Bimstein, Bruhn, Hauptmeyer, Loos, Mayerhofer, Misch-Rumpel, Pfaff, Schröder, Warnekros, Weiser, v. Wunschheim u. a. mehr. die kasuistischen Einzelerfahrungen nach allgemeinen Prinzipien zu bestimmten Gruppen geordnet sind, oder sich eine derartige Ordnung aus der Gesamtheit der Publikationen anderer Autoren, wie Ciescynski, Ganzer, Pichler, Steinkamm ergibt, so ist doch die theoretische Darstellung dieses Teiles der Kieferbruchbehandlung während des Krieges kaum über den schon vor dem Kriege in Deutschland hauptsächlich von Schröder umrissenen Rahmen hinausgediehen. Um nicht auch unsererseits zu den in der Literatur bereits stark fühlbaren Mißverständnissen beizutragen, möchten wir nur kurz betonen, daß die hier erwähnten Schröderschen Prinzipien nicht mit dem Schröderschen System der Drahtverbände identisch sind. Dieses System ist lediglich eine Ausführungsmethode, neben der noch viele andere möglich und auch ausgebaut sind. In der bis jetzt vorliegenden Literatur ist hauptsächlich die fast überreiche Summe praktischer Erfahrungen und neuer Einzelheiten festgelegt. Bei dem früh einsetzenden regen Austausch der Erfahrungen und der aus der Gleichartigkeit der Aufgaben und Mittel sich in natürlicher Weise ergebenden Gleichartigkeit neuer Lösungen kann es auch unsere Aufgabe nicht sein, zu untersuchen, wem die einzelnen Anregungen als erstem zuzuschreiben sind. Auch die Aufzählung der Namen aller derjenigen, die dem einen oder dem anderen Grundprinzip der Schienung den Vorzug geben, würde ein zu buntes und wenig übersichtliches Bild geben. Für alle diese Punkte müssen wir auf das Literaturregister verweisen. In der folgenden kurzen Darstellung beschränken wir uns daher darauf, die verschiedenen, während des gegenwärtigen Krieges zur Anwendung gelangten Kieferverbände zu schematischen Typen zu ordnen, und, unter Verzicht auf die Schilderung der technischen Herstellung und der Anlegungen der Verbände, in einer schematisierten Fassung des Textes und der Abbildungen eine Vereinfachung der Beschreibung zu suchen.

Einteilung der Verbände des Unterkiefers.

Die zahnärztlichen Kieferverbände lassen sich in 3 Hauptgruppen einteilen: 1. die Fixations-, 2. die Extensionsverbände und 3. die Stützapparate für die Weichteile. Den Kieferverbänden schließen sich die zahnärztlichen Ersatzapparate dermaßen eng an, daß sie teilweise noch zu den Verbandapparaten und vielfach zu den Stabilisierungsapparaten zu rechnen sind. Ebenso gehen Fixations- und Extensionsverbände ineinander über. Insbesondere werden die Extensionsverbände nach der Behebung der Dislokation und mit der zunehmenden Konsolidierung des Knochenbruches in Fixationsverbände übergeführt.

Die an den Knochenstümpfen befestigten Fixationsverbände der Immediatschienen bilden auch insofern eine Gruppe für sich, als sie teilweise als Schienenimplantate, teilweise als Immediatprothesen Verwendung finden (siehe Abb. 14, 15). Entsprechend ihrer beschränkten Anwendung während des Krieges haben sie auch über die hauptsächlich von Bönnecken, Hahl, Partsch und Stoppany stammenden Formen keinen weiteren Ausbau gefunden. Das gleiche gilt von den Immediatprothesen, deren Prinzipien auf Claude-Martin zurückzuführen sind. In Deutschland ist dem Instrumentarium der Feldzahnärzte eine Hartgummihülse von Schröder in Gestalt des Unterkieferknochens zugeteilt, aus der entsprechende Partien zur Verwendung als Immediatschiene oder Immediatprothese herausgeschnitten werden können. Einen sich der äußeren Form nach den Immediatschienen anschließenden Fixationsverband von Misch-Rumpel zeigt Abb. 52. Ihrem Wesen nach ist diese Schiene ein dentaler Fixationsverband, der aus einem der inneren Wandung des Unterkiefers entsprechend geformten Blech besteht und zugleich als Stütze loser Knochenfragmente und der Weichteile dient.

In ihrer einfachsten Form stellen sich die Fixationsverbände der Kiefer als Schienen dar, die an den Zähnen ihren Halt finden, und durch die die reponierten Fragmente der Kiefer gegenseitig in normaler Stellung so lange gehalten werden, bis eine knöcherne Verheilung des Knochenbruches eingetreten ist. Die Urform vieler dieser Verbände ist im alten Sauerschen Notverband zu suchen, der aus einem Drahtbogen besteht, welcher an der äußeren Seite der Zahnreihe angelegt und durch Draht oder Seideligaturen an den Zähnen befestigt wird. Dieser Verband kommt auch jetzt noch als Notverband in Betracht. Als definitiver Fixationsverband kommt der einfache Drahtbogen nur noch in Verbindung mit Zahnbändern, die um die Zähne gelegt und zugeschraubt werden

und an denen eine Kanüle zur Aufnahme des Drahtbogens angebracht ist, vor.
In dieser Form bildet der einfache Drahtbogen die Grundlage des weit ver-
breiteten Schröderschen Systems der Drahtverbände der Kiefer (siehe Abb. 58).

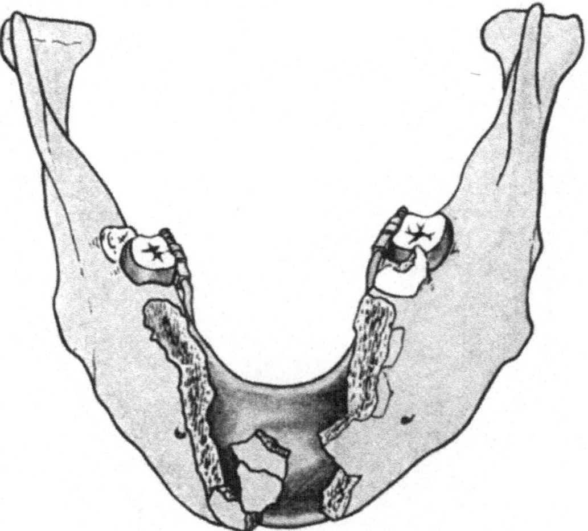

Abb. 52. Dentaler Stütz- u. Fixationsverband (Misch-Rumpel).

Zu ihrer Anfertigung ist kein Arbeitsmodell unbedingt notwendig, doch werden
sie auch vielfach am Modell vorbereitet. In Abb. 53 sind eine Reihe besonderer
Ligaturen und Befestigungsvorrichtungen der Drahtbogen an Zahnringen zu-

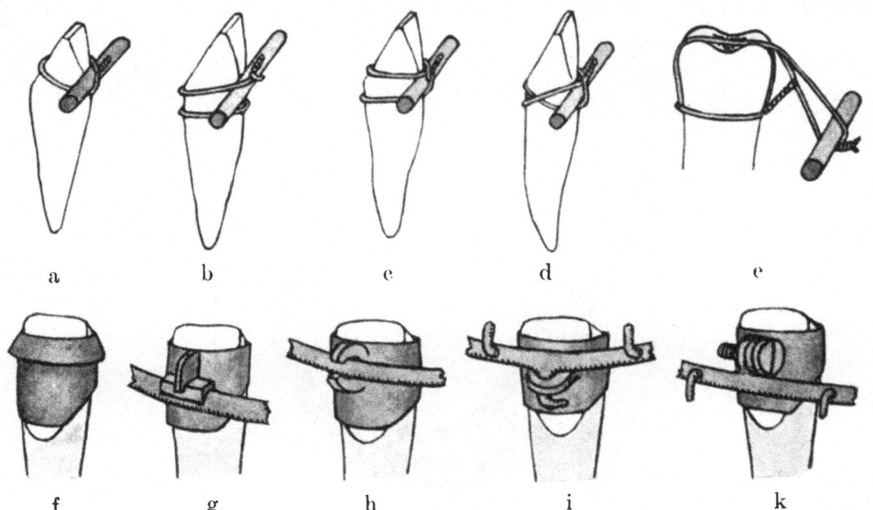

Abb. 53. Ligaturen und Vorrichtungen an Zahnringen zur Befestigung der Drahtschienen.
a—d Ligaturen nach Rumpel; e Ligatur von Schellhorn; f Arretierungsvorrichtung
durch konische Verdickung; g Arretierungsnase von Rumpel; h Doppelte Arretierung
nach Frank; i, k Aufruhen von Steinschneider.

sammengestellt, die von Frank, Rumpel, Schellhorn und Steinschneider
stammen. Die meisten derselben dürften ohne weiteres verständlich sein.
Abb. f zeigt eine in der Literatur vielfach erwähnte konische Verdickung des

oberen Teiles des Zahnringes, die als Arretierung für einschnappbare federnde
Klammern. die den Zahn umfassen, dient.

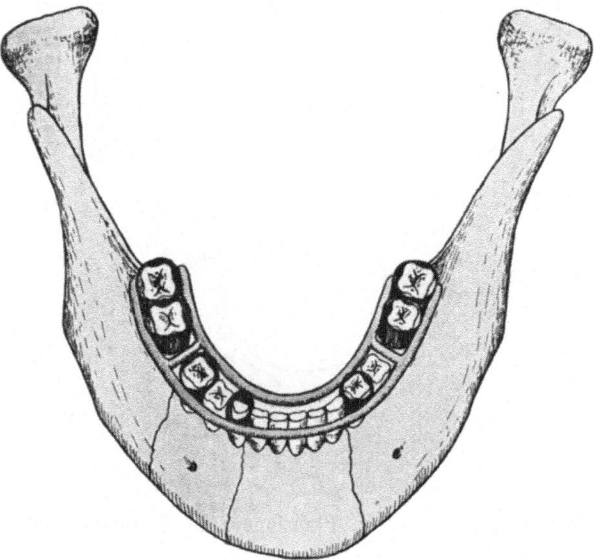

Abb. 54. Ring-Drahtmaschine.

Diesen Drahtverbänden stehen die einfachen starren Fixationsschienen
gegenüber, zu deren Herstellung ein Arbeitsmodell nötig ist. Abb. 54 zeigt

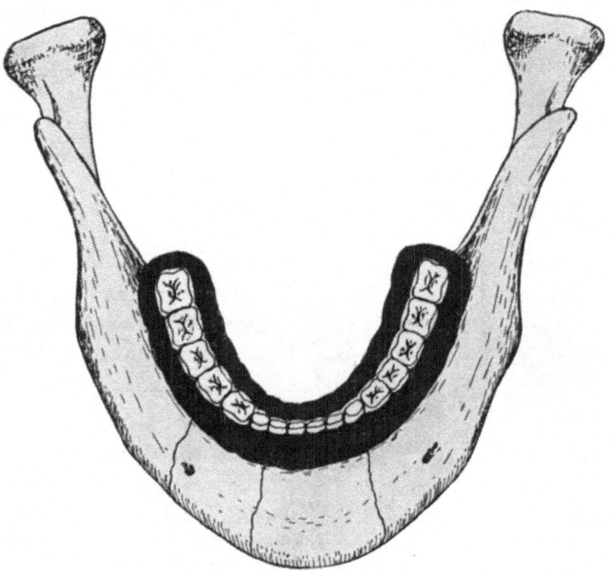

Abb. 55. Umfassende Zahnschiene.

eine Ringdrahtschiene, die aus einem äußeren und einem inneren festen Drahtbogen besteht, die an geeigneten Stellen (Zahnlücken) durch Querstreben und
durch zwischen gelötete Metallringe miteinander fest verbunden sind. Die Metall-

ringe sind auf einzelne geeignete Zähne verpaßt, an denen sie mit Zement befestigt werden. In dieser wie in den folgenden Abbildungen sind immer dieselben drei Frakturlinien angedeutet.

Der Typus einer einfachen stabilen, die ganze Zahnreihe umfassenden Zahnschiene, ist in Abb. 55 schematisch dargestellt. Derartige Schienen werden aus Kautschuk vulkanisiert oder aus Metall gegossen. In ihrer einfachsten Form werden sie aus Draht hergestellt. Die Metallschienen lassen sich weniger voluminös gestalten, so daß sie hauptsächlich nur den Zähnen anliegen und die Schleimhaut nicht bedecken. Die umfassenden Zahnschienen aus Metall werden in der Regel aufzementiert. Doch können sie auch ohne Zement durch genaues Einpassen in die Interdentalräume genügenden Halt finden. Unter

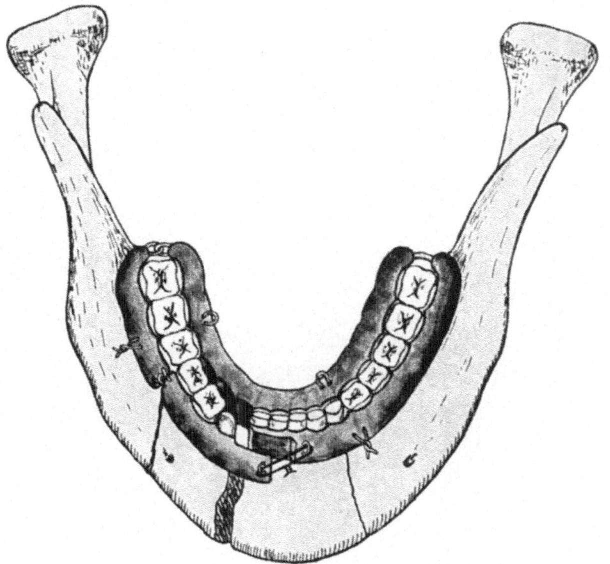

Abb. 56. Scharnierschiene (Kersting-Hauptmeyer).

anderen zieht Pichler diese losere Befestigung dem Aufzementieren vor. Die Ausführung derartiger Zahnschienen in Kautschuk wird besonders von Warnekros vertreten. Er empfiehlt die Befestigung der leichteren Kautschukschiene mit Guttapercha, das der Schiene zudem noch als Polster dient und ein genaues Eingreifen der Schiene in die Interdentalräume überflüssig macht. Die Schwierigkeiten des Einsetzens umfassender Zahnschienen haben frühzeitig zu einer Teilung der Schiene in einen labialen und einen lingualen Teil geführt, die erst nach Einsetzen der ganz genau den untersichgehenden Stellen eingepaßten Schienenteile durch Drahtligaturen oder Schrauben fest miteinander verbunden werden. Mertens hat derartige Verbände in Kautschuk und Schröder eine derartige schmale Gußschiene, die die Weichteile vollkommen frei läßt, in Silber ausgeführt.

Aus denselben Überlegungen ist die Scharnierschiene entstanden, die Kersting als erster in Kautschuk ausführte. Bei dieser Schiene ist der äußere Schienenkörper oder ein der Frakturstelle entsprechender bukkaler oder labialer Teil derselben in einem Scharnier aufklappbar und kann entweder durch eine besondere Schloßvorrichtung oder durch Schrauben und Drähte nach Einsetzen der Schiene mit dem übrigen Teil zu einer Einheit verbunden werden. Hauptmeyer hat zur Herstellung derartiger Scharnierschienen technisch reines Zinn empfohlen. Das Scharnier ist auch durch Ösenverbindung oder durch biegsamen Draht ersetzt worden. Abb. 56 zeigt eine derartige, mehrfach geteilte Scharnierschiene. In der Abbildung ist die Befestigung durch Drahtligaturen angedeutet. Ferner zeigt die Abbildung in schematischer Weise, daß diese Scharnierschienen auch zur Behebung noch vorhandener kleiner Dislokationen, die sich bei der Einsetzung der Schiene nicht sofort beheben lassen, dienen kann. In diesem wie in allen anderen Fällen, in denen vor Einsetzen der Schiene Dislokationen der Fragmente vorhanden sind, wird die

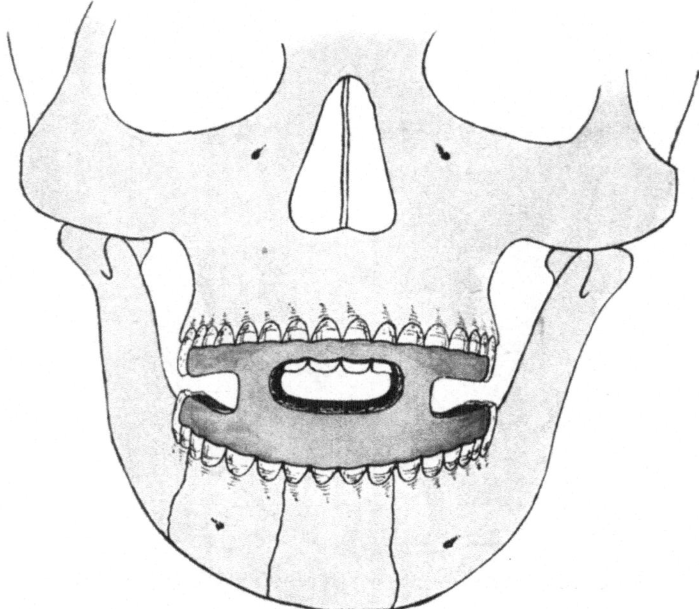

Abb. 57. Intermaxilläre Schiene (Gunning-Port).

Schiene nicht nach dem von dem genauen Abdruck der Kiefer gewonnenen Modell gearbeitet, sondern nach einem aus diesem Modell hergestellten Arbeitsmodell, das die gewünschte Stellung der Fragmente nach erfolgter Reponierung wiedergibt. Im gegenwärtigen Kriege hat besonders in Österreich (Pichler, Weiser) die aus Kautschuk oder aus Metall hergestellte Scharnierschiene ausgedehnte Anwendung gefunden.

Einen Fixationsverband, der auf der Immobilisierung des Unterkiefers an den Oberkiefer beruht, zeigt Abb. 57. Die von Gunning in Kautschuk hergestellte Schiene hat Port in Zinn ausgeführt. Diese Art des Oberkieferbruchverbandes wird ganz allgemein wegen ihrer Anbringung zwischen den oberen und unteren Zahnreihen, als „interdentale Schiene" bezeichnet. Diese Bezeichnung ist insofern ungenau, als sie nichts mit den Interdentalräumen zu tun hat. Eine typisch interdentale Verankerung weisen vielmehr die vorher besprochenen umfassenden Zahnschienen und besonders die Scharnierschienen auf. In der Literatur finden sich auch bereits Anzeichen einer beginnenden Verwirrung in den Bezeichnungen. Die jetzt allgemein sogenannte „interdentale Schiene" müßte in Analogie mit dem „intermaxillären" Gummizug richtiger „intermaxilläre Schiene" heißen. Während des gegenwärtigen Krieges scheint diese Art des Kieferbruchverbandes in dem der Abb. 57 entsprechenden Typus wenig zur Anwendung gekommen zu sein. Wir haben aber bereits mehrfach erwähnt, daß das Grundprinzip dieser Behandlungsart keineswegs, besonders in Frankreich nicht, ganz aus den modernen Behandlungsmethoden verschwunden ist. Soweit im Straßburger Lazarett eine Immobilisierung des Unterkiefers durchgeführt wurde, kam dabei keine einheitliche „Interdentalschiene" zur Anwendung, vielmehr wurden die die unteren mit der oberen Schiene verbindenden Brücken durch jederzeit leicht entfernbare Schrauben oder Stifte befestigt. Da in der Regel für die Zeit der Wiederaufnahme der Funktion doch eine funktionelle Verankerung in Form einer Gleitschiene an die Schienenapparate vorgesehen war, wurde die Immobilisierung meist nach Durchlochung der sich anliegenden Flächen der Gleitschiene durch Arretierung derselben mittelst Schraube oder Stift in einfachster und zuverlässiger Weise erreicht (siehe Abb. 64, 71).

In allen Fällen, in denen keine sofortige endgültige Reponierung der Fragmente möglich ist, haben die Kieferbruchverbände den Charakter von Extensionsverbänden. Die Extensionsbehandlung der Kieferbrüche macht sich, wenn wir von den manuell entfalteten Kräften absehen, in erster Linie die Kräfte der Kiefermuskeln zu Nutzen. Dies geschieht nach dem physikalischen Prinzip der schiefen Ebene. Nach demselben Prinzip werden auch die manuell entfalteten Kräfte bei Schraubenextensionen verwandt. Einfache Drahtligaturen oder starre Arretierungsvorrichtungen dienen lediglich der Erhaltung der meist durch manuelle Kräfte hervorgebrachten Extensionen. In hervorragender Weise werden die physikalischen Kräfte der Elastizität und Torsion in Form von Gummizügen und Federn der verschiedensten Art benützt. Die anatomischen Verhältnisse eignen sich nicht für die Ausnützung der Schwerkraft im Sinne einer Gewichtsextension. Doch hat es auch nicht an derartigen Versuchen gefehlt. Das Eigengewicht des Kieferbruchverbandes gehört aber allgemein zu den Indikationskomponenten. Wo Sitz und Wirkung des Verbandes durch eine größere Eigenschwere begünstigt wird, wird zu ihrer Herstellung Zinn gewählt, während die leichteren Verbände entweder aus vulkanisiertem Kautschuk, dünnen Drähten oder Aluminiumlegierungen angefertigt werden. Nach den Berichten von Hellmüller kommt das Schwergewichtsprinzip in Form von „Poids lourds" in Frankreich zu ausgedehnter Verwendung.

Die Anwendungsweise der verschiedenen Kräfte ist in Abb. 58 und den folgenden Abbildungen illustriert. Ganz besonders bezüglich dieser Abbildungen müssen wir nochmals den schematischen Charakter derselben betonen. Zur Vereinfachung der Darstellung ist den verschiedenen Abbildungen ein und dieselbe Bruch- und Dislokationsform zugrunde gelegt, und daran die Anlegung der verschiedenen Bruchverbände dargestellt, ohne Rücksicht darauf, ob der betreffende Verband in der Praxis bei einem derart gelagerten Fall zweckmäßig oder überhaupt möglich ist. Insbesondere ist bei den Abb. 59, 61 keine Rücksicht auf das Vorhandensein der Zunge genommen. Die Abbildungen dienen lediglich

der Veranschaulichung der Wirkungsweise der verschiedenen Verbände. Die
Bruchlinien entsprechen den in den vorhergehenden Abbildungen angedeuteten
drei Bruchlinien, so daß die bereits besprochenen Fixationsverbände wiederum
in schematischer Weise nach Behebung der Dislokationen durch Extensionsverbände als anschließende Retentionsschienen gedacht werden können. Die
beiden mit dem Gelenk in Verbindung stehenden hinteren Fragmente sind
nach innen disloziert. Abb. 58 zeigt einen federnden Drahtbogen, der an der
labial-bukkalen Seite der Zähne mittels Zahnbänder und Ligaturen befestigt
ist. Die Federkraft des Bogens zieht die beiden hinteren Fragmente nach
außen und das an ihn befestigte, nach innen gekippte lose Fragment des Mittel-

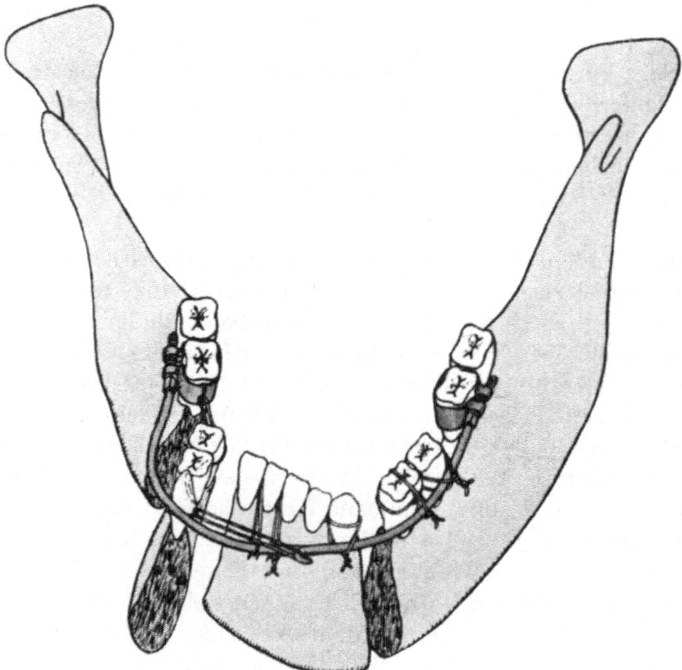

Abb. 58. Äußerer Extensionsbogen (Angle-Schröder).

stückes an sich. Eine Drehung und Einstellung des anderen losen Fragmentes
wird durch Gummizüge bewirkt. Die Ligaturen und Gummizüge finden ihren
Halt an Einkerbungen, Häkchen oder Ösen des Bogens. In der Abbildung
sind verschiedene Arten von Ligaturen zu erkennen. Sie zeigt den Typus,
der aus Angels Regulierungssystem hervorgegangen ist und den Schröderschen Drahtverbänden zugrunde liegt.

Die Verwendung eines inneren federnden Drahtbogens in Verbindung
mit den allereinfachsten Regulierungsmitteln wie sie von Steinberg befürwortet und in ähnlicher Weise am Oberkiefer angewandt werden, zeigt Abb. 59.

In den beiden letzten Abbildungen bieten die einzelnen Zähne die Angriffspunkte für die wirkenden Kräfte sowohl wie für die Befestigung. Im Gegensatz
hierzu zeigen die beiden folgenden Abbildungen die Verbindung der Zähne
der einzelnen Fragmente zu einer Angriffseinheit. In Abb. 60 ist diese Ver-

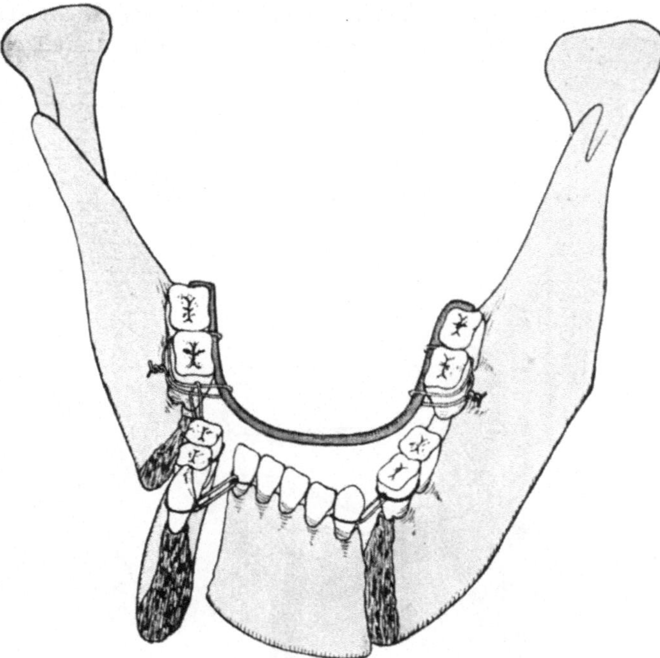

Abb. 59. Innerer Extensionsbogen.

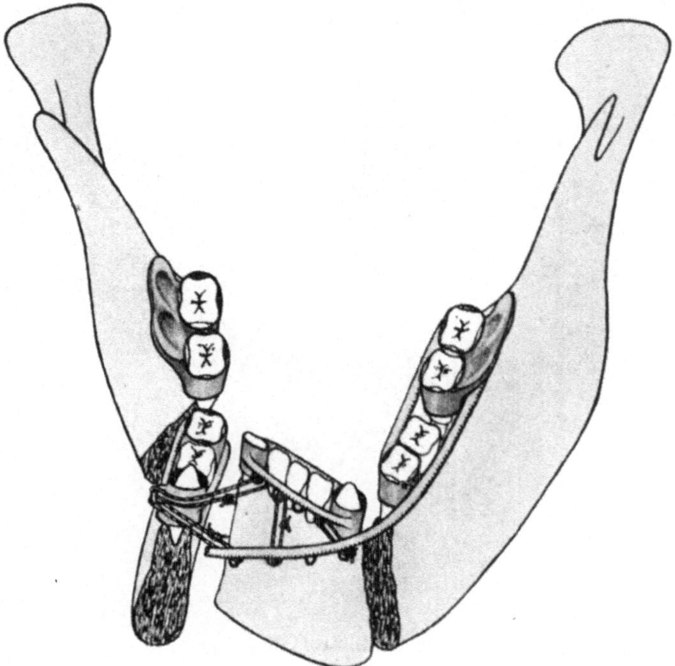

Abb. 60. Extension mittels elastischen Zuges und schiefer Ebene. Verbindung der einzelnen
Zähne durch Ringdrahtschienen.

bindung durch einzelne Ringdrahtschienen erreicht. Die Richtung der regu-
lierenden Kräfte der Gummi- oder Seidenfadenzüge wird durch einen Draht-

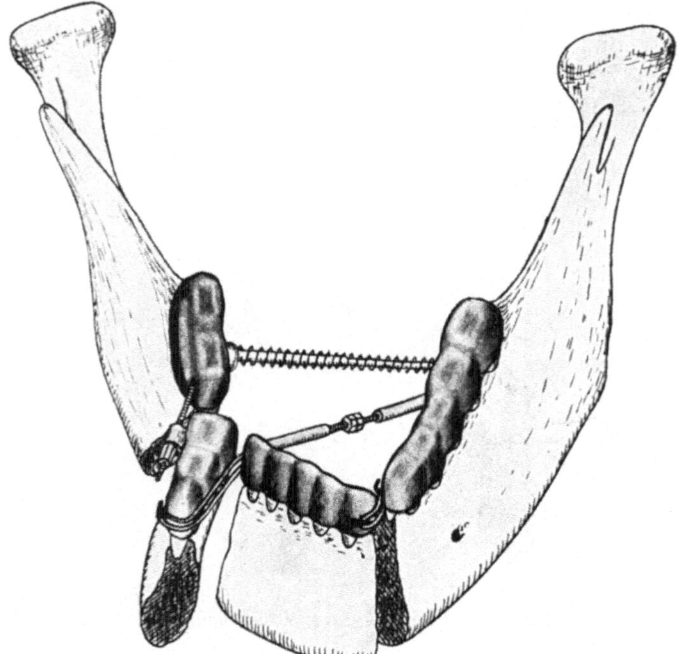

Abb. 61. Extension mittels Schrauben und Federn. Verbindung der einzelnen Zähne
durch Kappen.

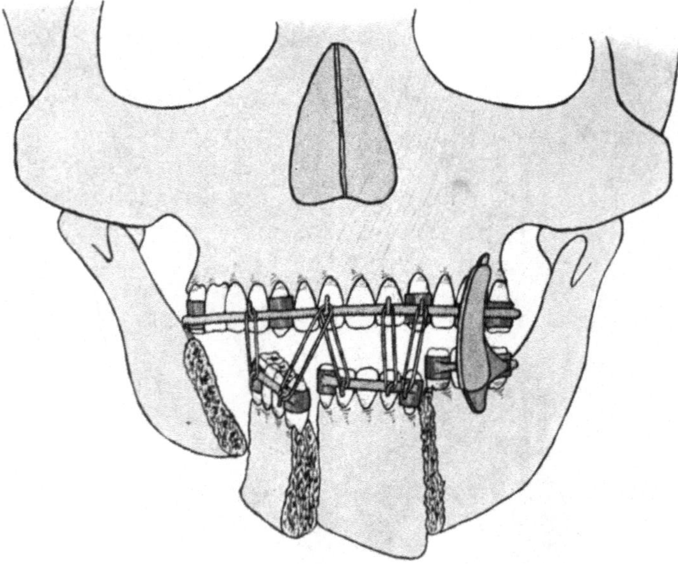

Abb. 62. Intermaxilläre Gummizüge.

bügel bestimmt, der fest mit der Ringdrahtschiene des hinteren Hauptfragmentes
verbunden ist. Der Behebung der Dislokation der beiden hinteren Fragmente

dienen zwei schiefe Ebenen, die an den Zähnen des Oberkiefers ihre Führung haben. Abb. 61 zeigt die Verbindung der Zähne zur Angriffseinheit mittels gestanzter Metallkappen, die aufzementiert werden. Zur Behebung der Dislokation dienen neben Gummizügen Zug- und Druckschrauben und Druckfedern. In den in Abb. 58—61 gegebenen schematischen Darstellungen ist auf Behebung von Höhendislokationen kein Bezug genommen. In gewissen Grenzen können derartige Höhendislokationen mit denselben Mitteln behoben werden. Dies wird erreicht durch entsprechende Biegungen oder Schleifenbildung der Bogen oder durch entsprechende Einstellung der Zug- und Druckrichtungen. Durch den Aufbiß kann der Ausgleich von Niveau-Differenzen wesentlich gefördert werden. Das sicherste und daher auch das allgemein gebräuchlichste Hilfsmittel sind die „intermaxillären Gummizüge". Abb. 62 zeigt neben einer, die Einstellung des hinteren Hauptfragmentes besorgenden Gleitschiene, die Anwendung der intermaxillären Gummizüge, die an einer Ringdrahtschiene des Oberkiefers ihren Halt finden.

Es wurde bereits ausgeführt, inwiefern die intermaxillären Gummizüge **zu den funktionellen Verankerungen des Unterkiefers am Oberkiefer** zu rechnen sind. Der von Schröder stammenden und ausgearbeiteten Idee der funktionellen Verankerungen dienen eine Reihe besonderer Konstruktionen, die in ihrer Mehrzahl während des gegenwärtigen Krieges entstanden. Allen diesen Konstruktionen liegt entweder die Idee einer gelenkigen Verbindung zwischen Ober- und dem gebrochenen Unterkiefer zugrunde, oder sie stehen mit ihr dadurch in Beziehung, daß ihnen die „schiefe Ebene" Sauers und vor allem die Gleitschiene Schröders als Prototyp dient. Die Gleitschiene Schröders bezweckt eine Führung des gebrochenen Unterkiefers in der normalen Sagittalebene der Öffnungsbewegung und die Erhaltung der richtigen Einstellung in dorso-ventraler Richtung während der Öffnungsbewegung. Die Besonderheiten des Kiefergelenkes als Schiebegelenk hat zur Folge, daß die Öffnungskurven, die von den einzelnen Punkten des Unterkiefers beschrieben werden, keine Kreisbogen, sondern ellipsenähnliche Kurven sind, deren Gestalt sich aus dem Zusammenfallen einer kreisförmigen Rotationsbewegung und der welligen Kondylusbahn ergibt. Eine genaue konstruktionelle Nachahmung der Öffnungskurve ist daher praktisch unmöglich, aber auch, wie Schröder nachwies, nicht nötig, da die Abweichungen der ellipsenähnlichen Öffnungskurve von einer Kreisbahn für die im horizontalen Kieferteil liegenden Punkte nur gering sind. Die konstruktionelle Lösung Schröders besteht daher aus einer kreisbogenförmigen Führungsschiene, die mit dem Oberkiefer fest verbunden ist und aus einem ebenfalls kreisbogenförmigen Gleitdorn oder einer Gleitplatte, die am Unterkiefer befestigt werden, und die dem kreisförmigen Bogen der Führungsschiene entlang gleiten. Der Radius ist ungefähr gleich der Entfernung des Angriffspunktes der Gleitschiene vom Gelenk. Den Abweichungen der Öffnungskurve vom Kreisbogen trägt Schröder durch eine exzentrische Stellung des Kreisbogens des Gleitdornes zu derjenigen der Führungsschiene Rechnung. Wenngleich infolgedessen die Führung des Gleitdornes in der Führungsschiene nur jeweils durch Berührung eines Bruchteiles des unteren und oberen Kreisbogenabschnittes gewährleistet ist, so ist doch andererseits der Führung genügend Spielraum gelassen, um gröbere zwangsläufige anormale Gelenkbewegungen zu vermeiden. Die auch bei exaktester Ausführung unvermeidlichen kleineren Zwangsbewegungen haben bei dem losen Verband des Kiefergelenkes keine praktische Bedeutung. Die seitlichen Berührungsflächen von Gleitdorn und Führungsschiene gewährleisten die richtige Stellung und Führung in der Sagittalebene. Bei den der Schröderschen Gleitschiene folgenden Konstruktionen wurde vielfach gerade auf diese seitlichen Berührungsflächen ein größerer, teilweise sogar der Hauptwert gelegt, so daß die Führung in dorso-ventraler Richtung, also die eigentliche Gelenkführung vielfach nur den Wert einer Arretierungsvorrichtung hat. Andere Ausführungen suchen die annähernde Nachahmung der Öffnungskurve durch Konstruktion einer durch die Öffnungsbewegung selbst erfolgenden automatischen Einstellbarkeit der Führungsschiene oder des Gleitdornes zu erreichen. In Abb. 63 sind eine Reihe besonderer Typen der funktionellen Verankerung zusammengestellt. Typus 1 zeigt die ursprüngliche Konstruktion der Gleitschiene Schröders in einfachster Form. Typus 2 entspricht der späteren Konstruktion, wie sie während des Krieges ausgedehnte Anwendung gefunden hat. Die Ausführung a verhindert ein Ausweichen des beweglichen Teiles nach vorn, Ausführung b ein Ausweichen nach hinten. Beide Figuren geben die Ansicht von innen. Die Indikation für den einen oder den anderen Typus ergibt sich damit aus der Richtung der Dislokation. Typus 3 zeigt eine im Straßburger Lazarett von Jessen und Riechelmann ausgearbeitete Konstruktion, die in erster Linie eine größere Stabilität und eine längere Führungsbahn bezweckt. Bei der Größe der sich berührenden Seitenflächen liegt die Hauptführung mehr in diesen als in den eigentlichen Kurvenflächen. Die äußere Umfassung der Gleitplatte ist von Levy für sich abnehmbar durch den aus der Abbildung zu erkennenden Riegelverschluß gestaltet worden. Diese Straßburger Gleitschiene dient daher in erster Linie zur funktionellen Stabilisierung des Unterkiefers an den Oberkiefer. Typus 4 zeigt die Konstruktion der automatischen Gleitschiene von Misch. Die Führungsschiene ist verstellbar an einer Tragplatte, die wiederum für sich verstellbar an dem dentalen Schienenverband angebracht ist. Um bei zu großer Öffnung ein Ausspringen des Gleitdornes zu vermeiden, trägt der Gleitdorn einen Arretierungsriegel, der sich in einem Führungsschlitz der Führungsschiene bewegt. Typus 5 zeigt die Gleitschiene von Ciescynski, die eine umgekehrte Anordnung aufweist. Der Dorn ist feststehend am Oberkiefer und die Führungsringe am beweglichen Unterkiefer angebracht, so daß von einem Führungsdorn und einer Gleitrinne gesprochen werden muß. Diese auch bei den anderen Typen durchführbare Umkehrung hat zur Folge, daß die nach vorn offene Anordnung der Führungsrinne die Wirkung der nach hinten offenen Führungsrinne der Schröderschen Ausführung IIa und umgekehrt hat. Typus 6 ist eine uns von Frank aus der Altonaer Kieferabteilung bekannt gewordene Konstruktion, der Angaben Schröders zugrunde liegen sollen. Dieser Typus weist in gewisser Beziehung eine doppelte Führung auf, die die Ausführungen a und b Schröders vereinigt. Ein Bogen aus plattem Draht stellt einen doppelten Führungsdorn dar, der am Oberkiefer befestigt ist. Die am Unterkiefer befestigte Gleitrinne besteht aus zwei Metallplättchen, die durch eine bogenförmige Rippe in der Mittellinie ihrer Längsrichtung miteinander fest verbunden sind. Dadurch entstehen zwei Führungsrinnen, von denen die eine nach hinten, die andere nach vorn offen ist. Diese Konstruktion vervielfältigt die Führungsmöglichkeiten in dorsoventraler Richtung. In der

Abbildung ist die untere Hälfte der äußeren Führungsplatte weggelassen.
Typus 7 zeigt eine funktionelle Führung des Unterkiefers am Oberkiefer mittels

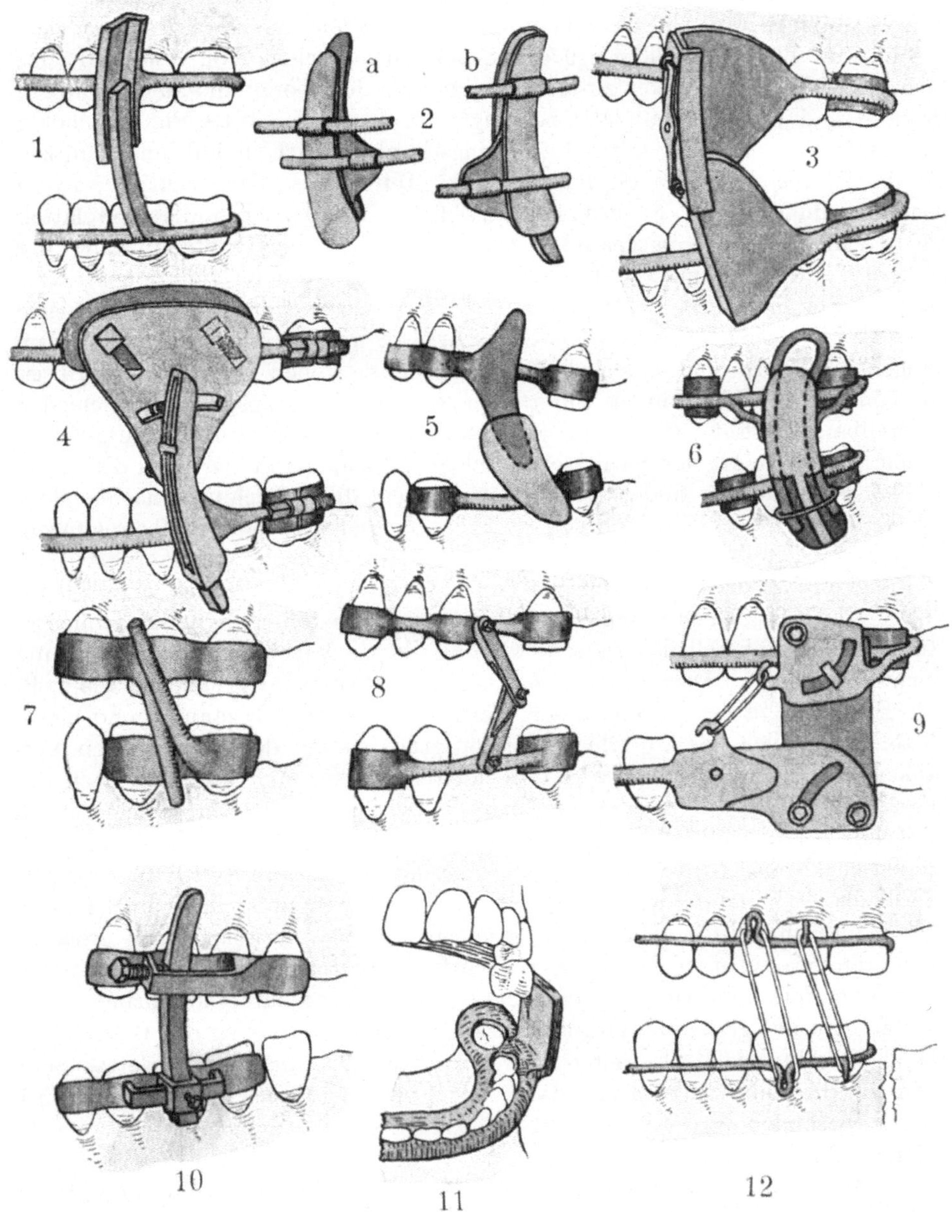

Abb. 63. Funktionelle Verankerungen des Unterkiefers am Oberkiefer.

1. Gleitdorn von Schröder.
2. Gleitschiene von Schröder.
3. Straßburger Gleitschiene.
4. Automatische Gleitschiene von Misch.
5. Umgekehrte Gleitschiene von Cieszynski.
6. Doppelte Gleitschiene nach Frank.
7. Führungsdorne von Pfaff.
8. Scharniergelenk von Pfaff.
9. Stabilisierungsgelenk von Rumpel.
10. Gleitdorn nach Turnowski.
11. Gleitfläche nach Warnekros.
12. Intermaxilläre Gummizüge.

zweier Dornen nach Pfaff. Die beiden Dornen kreuzen sich in schwacher Neigung. Der Dorn der oberen Schiene dient als Führungs-, der der unteren Schiene als Gleitdorn. Typus 8 und 9 gehören zu den funktionellen Verankerungen durch richtige Gelenkverbindung. Typus 8 zeigt ein einfaches Scharniergelenk von Pfaff und Typus 9 das Stabilisierungsgelenk von Rumpel, das sich aus mehreren Gelenken zusammensetzt. An der oberen und an der unteren Schiene sind je eine Metallplatte befestigt, mit denen eine dritte Platte gelenkig verbunden ist. Die Platte trägt Führungsriegel, die sich in Führungsschlitzen der beiden feststehenden Platten bewegen. Durch diese Konstruktion ist jede Gelenkstellung in der Sagittalebene möglich. Ein zwischen die Endplatten des Gelenksystems eingespannter Gummizug dient zur Unterstützung der Schließmuskeln. Eine aus Österreich bekannt gewordene funktionelle Verankerung ist in Typus 10 dargestellt. Diese Konstruktion ist als modifizierte Gleitschiene zuerst von Turnowski beschrieben worden. Sie besteht aus einem langen Gleitdorn und einem kurzen Führungskästchen. Der Gleitdorn ist an dem dentalen Verband des Unterkiefers an einer Führungsschiene verschieden einstellbar befestigt. Typus 11 zeigt eine einfache, senkrecht gestellte Gleitfläche, die nach Art der Sauerschen schiefen Ebene an den Zähnen des Oberkiefers ihre Führung findet. Warnekros, dem diese Zeichnung nachgebildet ist, betont bei dieser losen Führung die Erhaltung der seitlichen Mahlbewegungen. Typus 12 zeigt intermaxilläre Gummizüge als funktionelle Verankerung.

Alle funktionellen Verankerungen äußern ihre direkte Wirkung lediglich auf die Stellung desjenigen Fragmentes, an dem sie angreifen. Ihre hauptsächlichste Indikation ist überall da gegeben, wo eine direkte Verbindung der Fragmente nicht möglich ist. Dies ist vor allem bei den Frakturen der Fall, die wie z. B. die Frakturen in der Gegend des Kieferwinkels zwischen bezahnten und nichtbezahnten Teilen des Unterkiefers liegen. Die Stärke der funktionellen Verankerung muß sich nach der Stärke der dislozierenden Kräfte und nach der Festigkeit der Stütz- und Angriffspunkte richten. Die Gleitschienen haben eine um so kräftigere Wirkung, je näher dem Gelenk und je näher der Frakturstelle sie liegen, so daß der Ort der Fraktur als die günstigste Angriffsstelle erscheint. Der ersteren Komponente hat Schröder, hauptsächlich aus Gründen der Wundbehandlung, den Vorzug gegeben und die Gleitschiene am größeren vorderen Fragment meist auf der nichtfrakturierten Seite angebracht. Auf der verletzten Seite wird ihre Wirkung durch intermaxilläre Gummizüge unterstützt. Zu der größeren Wirksamkeit kommt bei Anbringung der Gleitschiene an der Frakturstelle als weiterer Vorteil hinzu, daß die nicht verletzte Seite ganz für die Kaufunktion frei gehalten wird. Daher ist auch diese Anwendungsweise, besonders in Österreich (Ciescynski u. a.) vielfach üblich. (Siehe hierzu Abb. 64 und 65.)

Wenn auch, wie Schröder für seine Gleitschiene besonders betont, die direkte Wirkung der funktionellen Verankerung bei Frakturen im Kieferwinkel und des aufsteigenden Astes auf das größere vordere Fragment beschränkt bleibt, so kann doch bei Frakturen ohne durchgehenden Substanzverlust die richtige Einstellung des vorderen Fragmentes in indirekter Weise nachträgliche Dislokationen des zahnlosen hinteren Fragmentes verhüten.

Eine direkte Beeinflussung des zahnlosen hinteren Fragmentes kann durch Pelotten erfolgen, die den durch die dünne innere Weichteildecke durchtastbaren Bruchenden aufsitzen. Um Druckstellen zu vermeiden, werden diese Pelotten mit Guttapercha gefüttert oder sie sind ganz aus Guttapercha um einen kleinen inneren Kern geformt. Bei starrer Dislokationsstellung des hinteren Fragmentes kann die Pelotte am Oberkiefer befestigt werden, und die allmähliche Reponierung durch Vergrößerung der Pelotte mittels Auftragens neuer Guttapercha erreicht werden. Nach Möglichkeit aber wird im allgemeinen die Pelotte an der dentalen Schiene des Unterkiefers befestigt, um so die funktionelle Einheit des Unterkiefers wieder herzustellen. Abb. 64 zeigt einen derartigen Kieferbruchverband. Die Abbildung zeigt eine gelenkige und jederzeit fest einstellbare Verbindung der Pelotte mit der Schiene, die

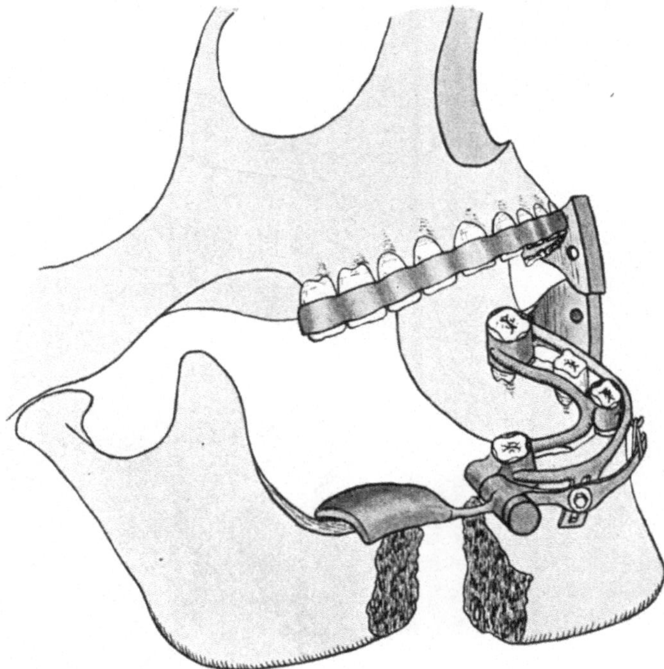

Abb. 64. Schienenverband für Defektfrakturen zwischen bezahnten und unbezahnten Fragmenten des Unterkiefers. (Gleitschiene auf der nichtverletzten Seite. Federnde und feststellbare Pelotte.)

von Riechelmann im Straßburger Lazarett ausgeführt wurde. Durch diese Verbindungsart ist der Druck der Pelotte auf das hintere Fragment regulierbar. Diesen Schienentypus mit fester Verbindung der Pelotte haben wir als dentalen Ruhigstellungsverband bei plastischer Deckung von Knochendefekten zwischen bezahnten und nichtbezahnten Fragmenten mit Vorliebe angewandt. Seine Wirkung wird durch die Immobilisierung des Unterkiefers während der ersten zwei bis vier Wochen nach der Operation unterstützt. In der Abbildung ist durch die Durchbohrungen der Seitenflächen der Gleitschiene angedeutet, in welch einfachster Weise sich die Immobilisierung in jeder gewünschten Stellung durchführen läßt. (Vgl. hierzu die Abb. 25—31, in denen der Metallkern der Pelotten im Röntgenbild zu sehen ist.) Abb. 65 zeigt neben einer auf der verletzten Seite angebrachten Gleitschiene nach Ciescynski die Gestaltung der Pelotte als Aufbißkloß. Da durch den Aufbißkloß die Kraft des Gegenbisses zur Einstellung der zahnlosen hinteren Fragmente mitbenützt wird, so stellt er, besonders wenn er nach dem Konstruktionsprinzip der schiefen Ebene ausgestaltet wird, auch eine Beziehung des zahnlosen Fragmentes mit dem Oberkiefer nach Art der funktionellen Verankerung her.

Einen allgemeinen funktionellen Unterkieferverband, dessen Wirkung sich sowohl auf die bezahnten vorderen, wie auf die zahnlosen hinteren Fragmente erstreckt, zeigt Abb. 66, die dem neueren Werk Schröders entnommen ist. Der in der Abbildung zu sehenden Konstruktion ist die Annahme einer doppelseitigen Fraktur zwischen einem bezahnten vorderen Fragment und zwei zahnlosen Gelenkfragmenten zugrunde gelegt. Derartige doppelseitige

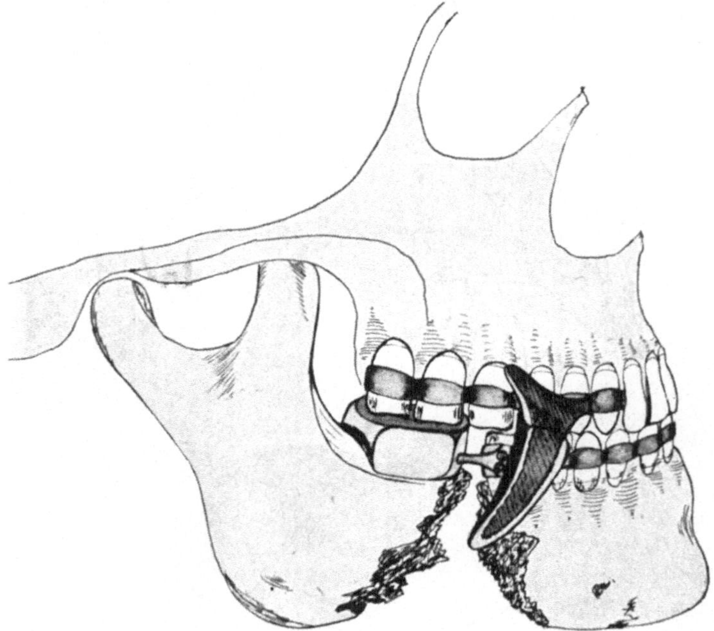

Abb. 65. Schienenverband für Defektfrakturen zwischen bezahnten und unbezahnten Fragmenten des Unterkiefers. (Gleitschiene auf der verletzten Seite, Aufbißkloß.)

Frakturen erfordern eine doppelseitige Ausführung der funktionellen Verankerungen. Das ist auch in gleichartiger Weise bei dem neuen extra-intraoralen Verband Schröders der Fall. Dieser Verband besteht aus zwei starken extraoral verlaufenden Bogen aus starrem Draht, von denen der eine fest mit der dentalen Schiene des Oberkiefers und der andere fest mit einer dentalen Schiene des bezahnten Fragmentes des Unterkiefers verbunden ist. An der dentalen Schiene des bezahnten Unterkieferfragmentes sind beiderseits Pelotten fest verbunden, die den zahnlosen hinteren Fragmenten aufsitzen. Die beiden Drahtbogen sind durch ein extra-orales Gelenk, das neben dem natürlichen Gelenk angebracht ist und eine möglichst getreue konstruktionelle Nachahmung desselben bildet, miteinander verbunden. Die Ausführung dieses Gelenkes verdankt Schröder, wie viele andere Ausführungen seiner Ideen, seinem Mitarbeiter Ernst. Das Gelenk besteht aus zwei Scheiben, von denen die am Oberkieferbügel feststehende einen der Kondylusbahn entsprechenden Führungsschlitz trägt. Die zweite Scheibe ist am beweglichen Unterkieferbügel angebracht und besitzt einen Gleitstift, der bei Öffnung und Schließung des Unterkiefers sich in dem Führungsschlitz der feststehenden Scheibe bewegt. Durch die ihnen aufsitzenden Pelotten werden die zahnlosen hinteren Fragmente bei der Funktion des Unterkiefers mitgeführt. Diesen Typus eines künstlichen Gelenkes hat Ernst auch als intra-orales Gelenk ausgebaut als Ersatz für das ältere intermaxilläre Kugelgelenk von Zimmer.

Bei der Durchführung der neuerdings von Bruhn-Lindemann in die Kieferchirurgie wieder eingeführten Nagelextension hat sich Schröder das

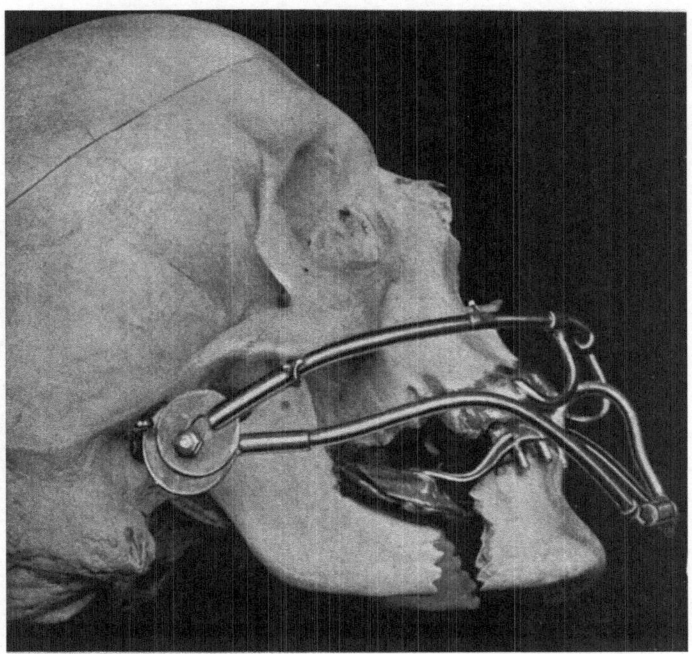

Abb. 66. Allgemeiner funktioneller Unterkieferverband mit extraoralem Gelenk aus Schröder.

extraorale Gelenk gleichfalls zunutze gemacht. Die Nagelextension bildet ein weiteres Mittel zur Reponierung und Fixierung der zahnlosen hinteren Fragmente. Sie kommt in erster Linie bei denjenigen hinteren Fragmenten des aufsteigenden Astes in Betracht, die so kurz sind, daß sie der einfachen Pelottenbehandlung keine genügende Angriffsfläche bieten. Auch wird vielfach von dem Druck der Pelotten zu starker Dekubitus befürchtet. Die Gefahr der Dekubituserzeugung ist um so geringer, je frühzeitiger mit der Pelottenbehandlung nach der Verletzung begonnen wird. In frischen Fällen läßt sich die Reponierung, wie Warnekros betont, sogar mit einem ganz geringen Pelottendruck erreichen. Aber auch bei veralteten Fällen läßt sich bei vorsichtiger Durchführung der mitunter recht schmerzhaften Pelottenbehandlung die Gefahr des Dekubitus erträglich gestalten. Aus dem Berichte von Bruhn-Lindemann geht hervor, daß die Nagelextension in allen veralteten Fällen viel schneller

zum Ziele führt. An Stelle eines einfachen Extensionsnagels verwendet Lindemann ein System von Plättchen, Stiften und Zugdrähten, das in seiner Ausführung noch verschiedenen Schwankungen unterworfen zu sein scheint.

Aus Abb. 18 und 22 sind derartige Systeme teilweise ersichtlich. Das charakteristische Merkmal besteht darin, daß durch das unter aseptischen Kautelen auf
der inneren und äußeren Fläche teilweise freigelegte hintere Fragment eine Drahtschlinge oder ein Metallstift durchgesteckt wird, an dem auf der inneren Seite

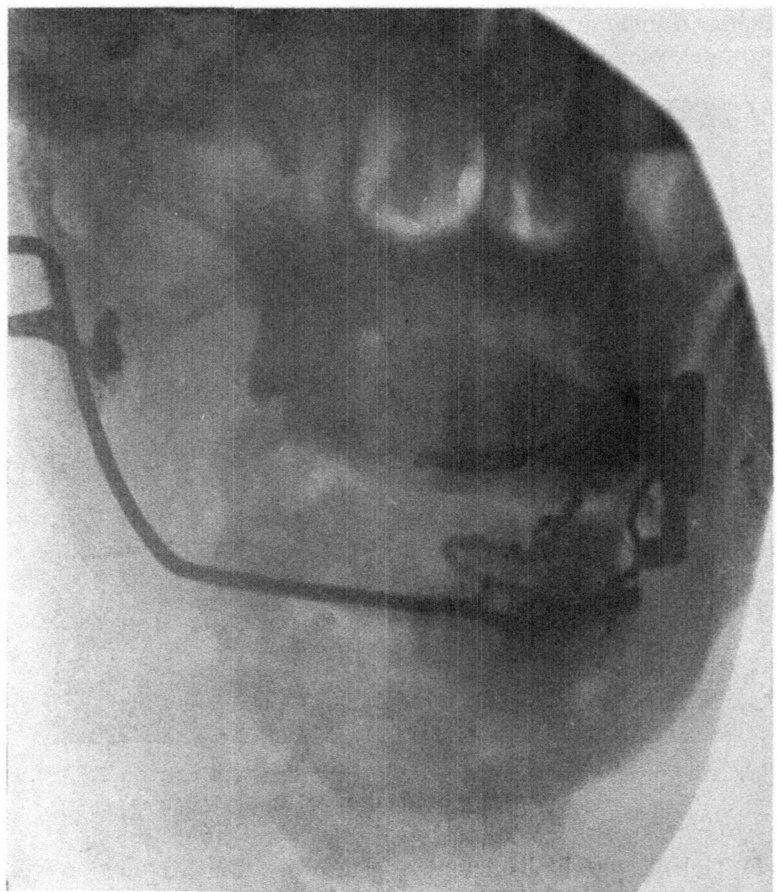

Abb. 67. Extra-intraoraler Verband mit Nagelextension aus Bruhn.

ein Metallplättchen befestigt wird. Das andere Ende der Drähte oder Stifte
ragt aus der äußeren Haut heraus. Diese Enden bilden den Angriffspunkt für
die übrige Extensionsvorrichtung. Wie aus Abb. 18 zu ersehen, wählen Bruhn-
Lindemann den Stützpunkt für die Reponierungsvorrichtung in einem Kopfkappenverband, oder auch, wie verschiedene Konstruktionen von Bruhn zeigen,
an extraoralen Bügelenden dentaler Oberkieferverbände. Da die Nagelextension
in der Regel zur Vorbereitung der Fragmentstellung für eine Knochenplastik
dient, wird der Stützpunkt nach erfolgter Reponierung an einen extraoralen
Bügel einer dentalen Unterkieferschiene verlegt. Dadurch wird, wie in Abb. 67

aus Bruhn zu ersehen, das hintere kleine Fragment mit dem übrigen Teil des
Unterkiefers zu einer funktionellen Einheit verbunden. In dem Röntgenbild
ist noch eine funktionelle Verankerung des bezahnten Hauptfragmentes in Form
einer Gleitschiene zu erkennen. Abb. 68 zeigt Schröders Verwendung seines
oben beschriebenen extraoralen Gelenkverbandes zur Nagelextension. Zur
Reponierung wurde gleichfalls der Stützpunkt am feststehenden Oberkieferbügel gewählt und später an den Unterkieferbügel verlegt. Die Ansatzstelle
des entfernten Drahtes, der die Verbindung von Stift mit dem Oberkieferbügel
bildete, ist in der Abbildung noch in der Nähe der Nasolabialfalte erkennbar.

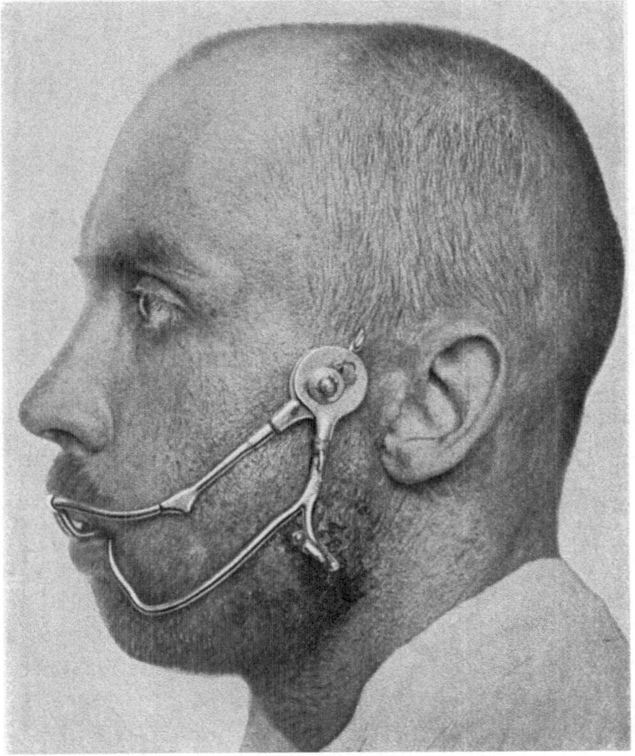

Abb. 68. Funktioneller Nagelextensionsverband aus Schröder.

Von Welke sind weitere Ausführungen derartiger, auf ähnlichen Prinzipien
beruhender Extensionsverbände beschrieben worden.

Die älteren, an den Knochenstümpfen befestigten intraoralen Resektions-
verbände hat Weiser mittels der Nagelextension zu extraoralen Bügelver-
bänden umgestaltet.

Zu den allgemeinen extraintraoralen Extensionsverbänden gehören auch
alle diejenigen Verbände, deren Typus durch Abb. 69 repräsentiert ist. Diese
vielfach als Dehnungsscheren bezeichneten Verbände sind von Bimstein,
Steinkamm u. a. in verschiedenen Ausführungen beschrieben worden. Wo
schwächere Kräfte genügen, können die Dehnungsscheren auch rein intraoral
gestaltet werden. Ihre Wirkungsweise ergibt sich aus der Zugrichtung des

zwischen den Enden zweier fest mit den Kieferfragmenten verbundenen, frei beweglichen Bügeln ausgespannten Gummizuges.

Ein besonderer Typus eines extra-intraoralen Extensionsverbandes ist in dem von Schellhorn modifizierten Angleschen Zugbalken der Abb. 70

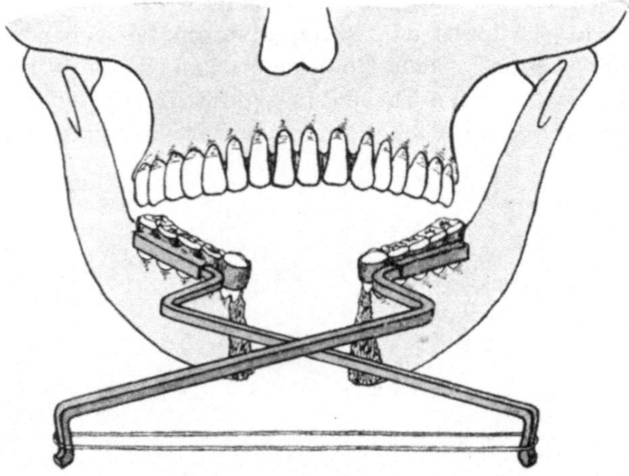

Abb. 69. Dehnungsschere.

gegeben. Derselbe dient in erster Linie der Reponierung von nach vorn verlagerten und gekippten Fragmenten des Horizontalteiles, wenn die hinteren Fragmente zahnlos sind. Durch verschiedene Einstellungen der beiderseitigen Hebellängen und durch verschiedene Anordnung der von einem Hinterhaupt-

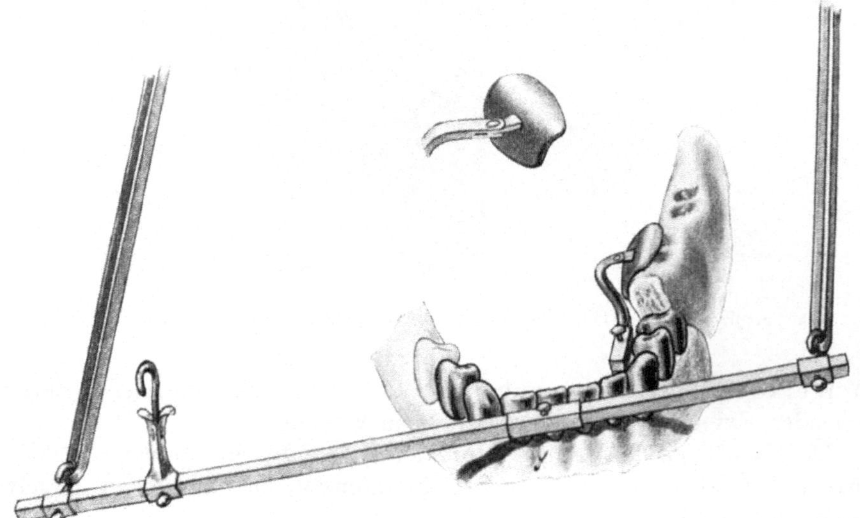

Abb. 70. Zugbalken von Schellhorn, aus Schröder.

verband wirkenden Gummizüge läßt sich die Wirkung des Verbandes nach Stärke und Richtung regulieren.

Auf die besonderen Aufgaben, die den dentalen Schienenverbänden des Unterkiefers bei der Knochenplastik zufallen, haben wir schon bei Besprechung

der Knochenplastik hingewiesen. Um auch den letzten Schwierigkeiten vor-
zubeugen, die sich bei der Einbolzungsmethode der ungestörten Durchführung
der Operation durch eine starre Verbindung der zwei den Defekt begrenzenden
Fragmente entgegenstellen, haben wir eine Transplantationsschiene in Anwendung gebracht, wie sie aus Abb. 71 ersichtlich ist. Die starre Schiene ist
über dem Defekt gelenkig geteilt. Die beiden Teile sind durch eine Feder aus
Stahldraht miteinander verbunden. Der innere der sich berührenden Gelenkteile ist schwach konvex gegen den schwach konkaven äußeren Teil abgerundet.
Die Feder unterstützt schon während der Operation den festen Sitz des ein-
gebolzten Knochenstückes. Durch eine Schraube und durch zweckentsprechend
an besonderen Vorrichtungen angebrachte Drahtligaturen können die Frag-

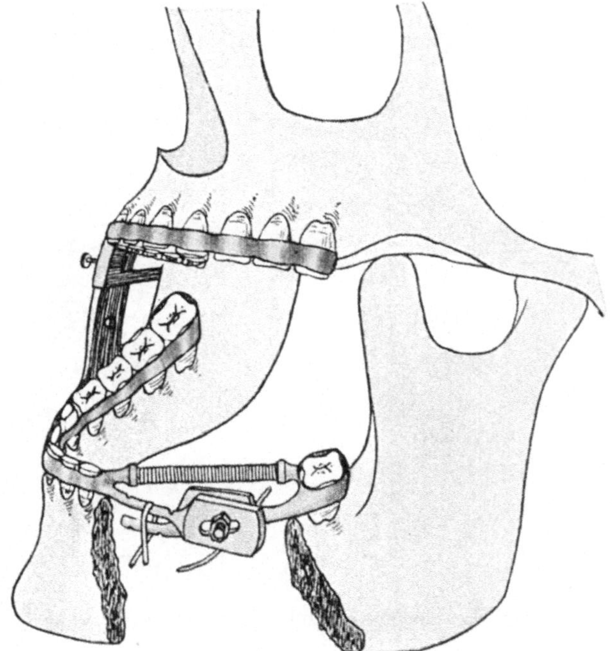

Abb. 71. Transplantationsschiene.

mente in jeder durch die Operation geschaffenen Stellung, die immer kleine
Abweichungen der vorher berechneten Stellung bringt, fest miteinander in einem
starren Schienenverband verbunden werden, ohne daß der Sitz des Transplantates beeinträchtigt wird. Eine Gleitschienenverankerung dient, wie durch
ein Bohrloch und eine Schraube angedeutet ist, der Immobilisierung in jeder
gewünschten Öffnungsweite und später nach Aufheben der Immobilisierung
der Entlastung des Transplantates. Die Feder kann jederzeit nach der Operation
entfernt werden. Dieser Operationsschienenverband hat sich uns besonders
bei Verwendung eines starken Tibiaknochenspanes als zweckdienlich bewährt.
Die Verwendung des leichter einpreßbaren spongiöseren Beckenkammes gestattet
die Einbolzung leichter und erlaubt die Anwendung eines starren Verbandes.

Abb. 72 bringt einen Extensionsverband zur Anschauung, wie wir ihn
bei der Verlängerung des Unterkieferbogens durch treppenförmige Osteotomie

zur Anwendung brachten. Der Treppenschnitt ist in unverletzt gebliebenen
Teilen des zahnlosen Kieferkörpers durchgeführt. Die frühere Defektstelle,
an der eine knöcherne Verheilung der Fragmente unter Verkürzung des Kieferbogens erzielt wurde, ist durch eine schraffierte Linie angedeutet. Eine vom
starren Oberkieferverband auf der entgegengesetzten Seite herunterragende
feste Metallplatte bietet den Stützpunkt. Die Metallplatte hat einen Schlitz,
in dem eine mit der dentalen Unterkieferschiene drehbar aber fest verbundene
Schraubenspindel Halt und Führung findet. Die Verlängerung des Kieferbogens erfolgt durch Anziehen dieser Schraubenspindel mittels einer der Metallplatte außen anliegenden Schraubenmutter. Diese Vorrichtung führt zugleich
eine Immobilisierung des Unterkiefers herbei. Die Öffnungsweite ist in der

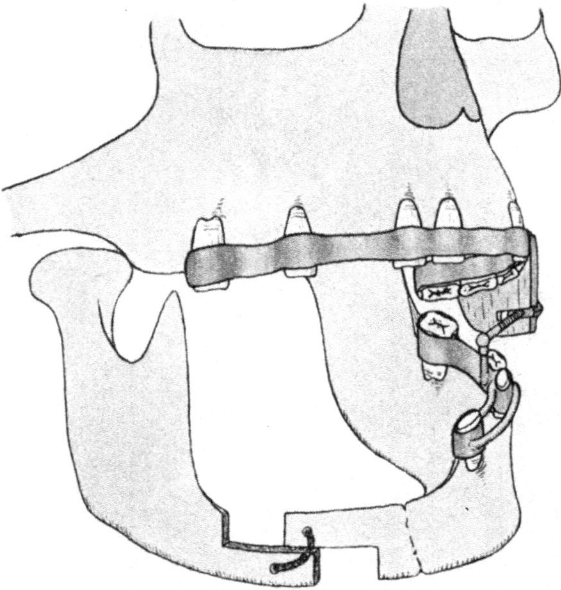

Abb. 72. Extensionsverband mit Schraubenwirkung.

Abbildung aus Gründen der zeichnerischen Darstellung viel größer als in der
Praxis. Derselbe Schienentypus, nur mit umgekehrt angeordneter Schraubenwirkung, dient uns zur Einstellung und Fixierung der Fragmente in den Fällen,
in denen wir wegen durchgehender Substanzverluste unter den im vorhergehenden
Abschnitt besprochenen Indikationen die Konsolidierung unter Verkürzung
anstreben. Auch die meisten übrigen Hilfsmittel der dentalen Verbände, die
der Extension dienen, können zur Feststellung der Fragmente unter Verkürzung
des Kieferbogens dienen. Diese Verwendung derselben ist nicht ausschließlich
auf das Vorhandensein eines zahnlosen hinteren Fragmentes beschränkt. Die
Zähne eines Fragmentes, die der dentalen Schienung als Angriffspunkt dienen
müssen, können an sich schon so lose oder durch die Verletzung und folgende
Zahnkrankheiten derart gelockert worden sein, daß sie nur eine unvollkommene
Fixierung durch einfachen Schienenverband gewährleisten. Auch sind sie
der Gefahr weiterer Lockerung und damit des Verlustes ausgesetzt. Die Erfahrung, die vielfach in der Literatur bestätigt wird, hat gezeigt, daß selbst

ursprünglich feste einzelne Molaren an hinteren Fragmenten auf die Dauer den an ihnen angreifenden Kräften nachgeben, sich lockern und in Verlust geraten können. In allen diesen Fällen kann durch zweckentsprechende Anwendung des intermaxillären Verankerungsmittels eine Entlastung der Zähne erzielt werden. Auch Pelotten, die die Zähne umfassen und dem Kiefer in breiter Fläche aufsitzen, können der Entlastung dienen. Steinschneider hat eine derartige Pelotte angegeben.

Frakturverbände des Oberkiefers.

Alle die bis jetzt bei den Unterkieferverbänden besprochenen Hilfsmittel finden auch bei der Behandlung der Oberkieferfrakturen entsprechende Anwendung. Einige dieser Verbände lassen sich in ganz genau der gleichen Weise am Oberkiefer anlegen. Viele derselben wie die einfache umfassende Kautschuk- und die Scharnierschiene lassen sich noch viel leichter abnehmbar

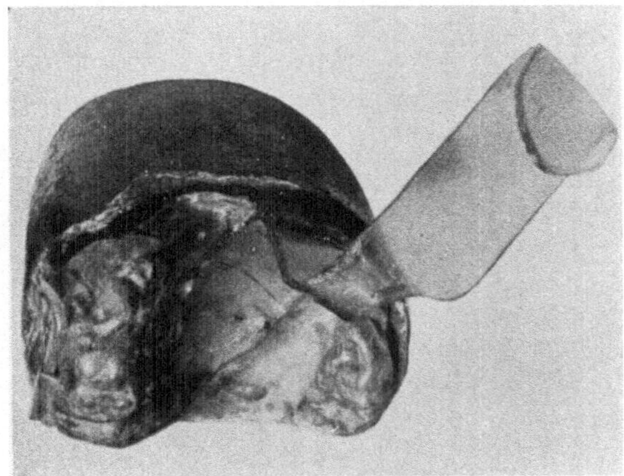

Abb. 73. Gaumenverbandplatte von Schröder mit extraoralem Bügel.

gestalten, da einerseits der Oberkiefer in der Regel weniger unter sich gehende Stellen aufweist, und andererseits die Schiene durch eine dem Gaumen sich anlegende Adhäsionsplatte besseren Halt findet. Umgekehrt wie beim Unterkiefer werden die lose sitzenden Verbände des Oberkiefers aus möglichst leichtem Material (Kautschuk, Zelluloid und Aluminium) hergestellt. Zum Verband isolierter Frakturen des Gaumengewölbes hat Schröder die als Hilfsmittel bei Uranoplastik bereits besprochene Okklusivprothese aus Zelluloid (siehe Abb. 51) empfohlen. Das gleiche gilt für die dasselbe Prinzip verfolgenden Drahtgestelle oder einfachen Zahngaumenplatten. Abb. 73 zeigt die Gestaltung einer Schröderschen Okklusivprothese für Fälle, bei denen nicht genügend Zähne vorhanden sind, um der Pelotte Halt zu gewähren. Auf der einen Seite ist ein an den restlichen zwei Zähnen angebrachte Riegelverankerung und auf der vollständig zahnlosen Seite ein Zelluloidbügel zu sehen, der aus dem Munde herausragt und in einem äußeren Verband seinen Halt findet. In Anbetracht der langen Zeit, während der diese Okklusivverbände getragen werden müssen, hat es sich uns als zweckdienlich erwiesen, alle derartigen Verbandkappen mit Riegelvorrichtungen zu versehen.

Eine besondere Ausführung erfordern diejenigen Oberkieferfrakturen, die außerhalb der Zahnreihe liegen. Der Stützpunkt für diese Verbände wird in der Regel an einem Kopfkappenverband gewählt. In Abb. 74 ist der Grundtypus aller derartigen Verbände, um deren Ausbau sich hauptsächlich Bimstein verdient machte, zu sehen. Aber auch für die außerhalb der Zahnreihe verlaufenden Oberkieferfrakturen können die Stützpunkte durch intermaxilläre Verankerung im Gegenkiefer gefunden werden. So kann die intermaxilläre (interdentale) Schiene nach Port auch bei den meisten Oberkieferfrakturen

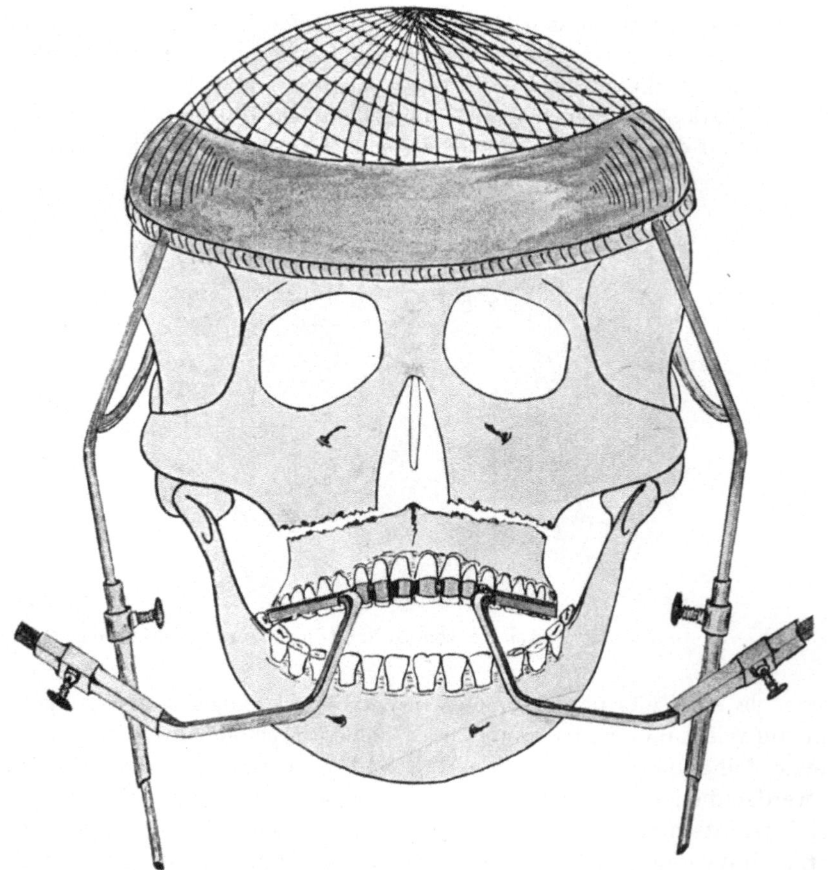

Abb. 74. Kopfkappenverband für Oberkiefer.

Verwendung finden. Derartige intermaxilläre Oberkieferverbände lassen sich auch funktionell gestalten. In Abb. 75 sind senkrecht wirkend Federdruck und schiefe Ebene der Konstruktion zugrunde gelegt. Die Federn sind in Tubusröhren untergebracht, die mit der Schiene beider Gegenkiefer gelenkig verbunden sind. In ähnlicher Weise wirkt ein doppeltes Paar intermaxillär gestellter Dehnungsscheren.

Die intermaxillären Dehnungsscheren finden, nach dem Vorgang von Bimstein und Steinkamm, eine ausgedehnte Anwendung zur Behebung narbiger Kieferklemmen. In Abb. 76 ist eine Universalkonstruktion derartiger

intermaxillärer Dehnungsscheren von Steinkamm wiedergegeben, die ohne
dentale Schienung und auch bei hochgradigen Ankylosen anwendbar ist. Auch
starke, intermaxillär gestellte Spannfederapparate der verschiedensten Kon-

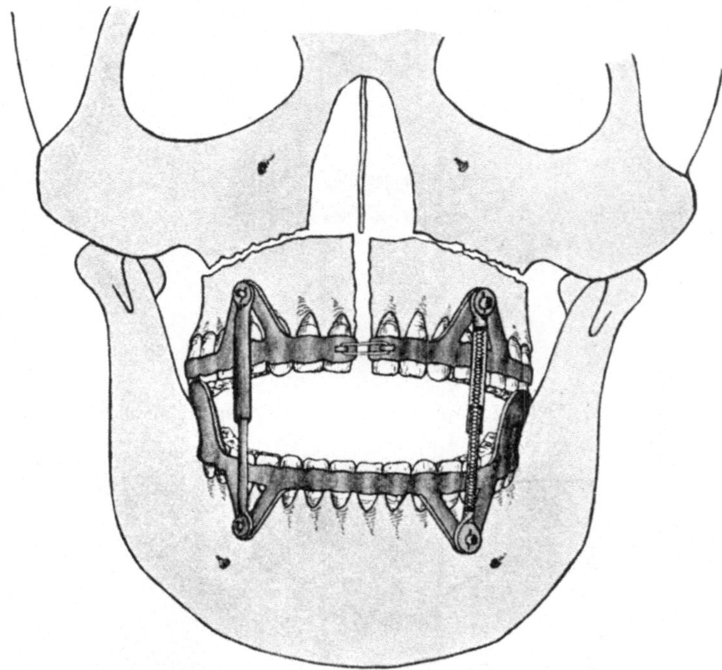

Abb. 75. Funktionelle Intermaxillär-Schiene für Oberkiefer. (Nach einer Ausführung
von Levy, Kieferlazarett Straßburg.)

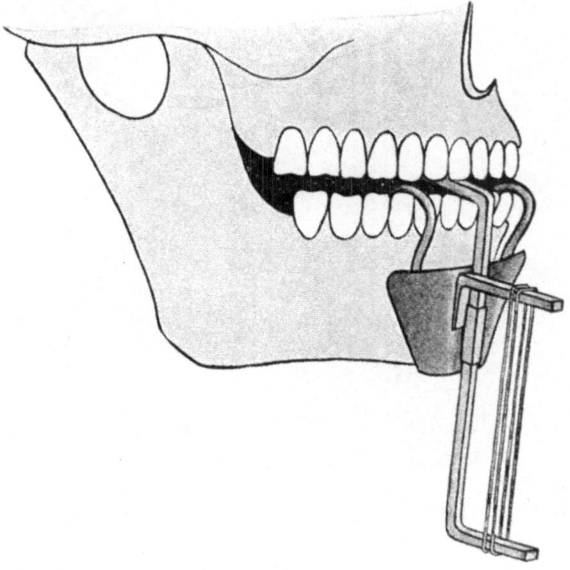

Abb. 76. Intermaxilläre Dehnungsschere. (Universalapparat von Steinkamm.)

struktionen des allgemeinen Marktes dienen der Dehnung narbiger Kieferklemmen.
Besonders in Frankreich sind derartige Apparate wie Wäscheklammern und Klein-

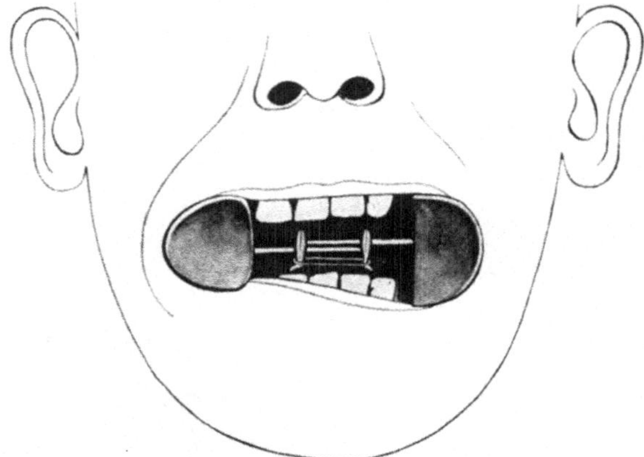

Abb. 77. Dehnungsapparat für die Mundspalte nach Bimstein.

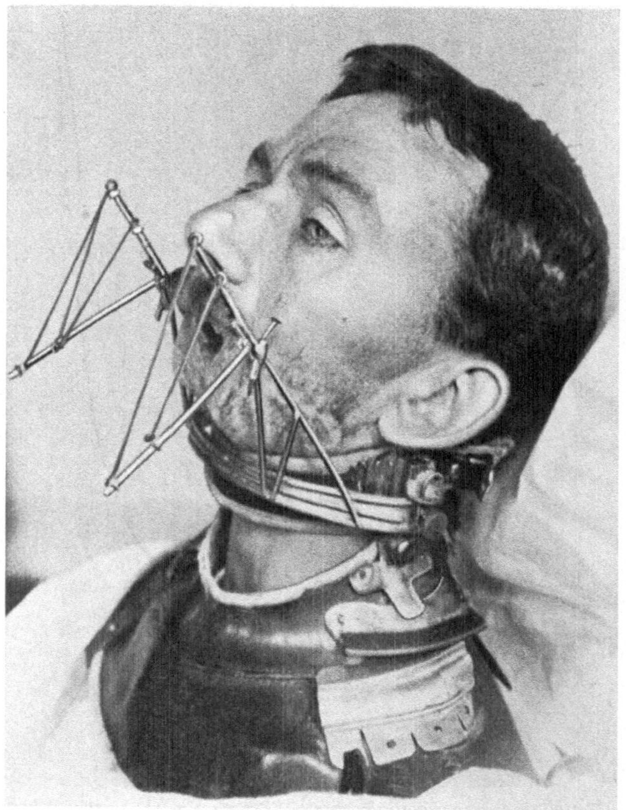

Abb. 78. Dehnungsapparat mit Hals-Schulterring.

tierfallen in Gebrauch. Auch einfache Keile aus Gummi, Kork oder Holz und
kegelförmige Schrauben haben sich bewährt. Ein Zurückgehen der während

des Tages erreichten Dehnung wird zweckmäßig durch intermaxilläre Klöße, die während der Nacht getragen werden, verhindert. Bei uns kommen derartige Retentionsklöße aus Hartkautschuk mit bestem Erfolg in Anwendung. Zur gewaltsameren Dehnung dienen die Mundsperrer von Heister und König. Von der Verwendung hydraulischer und pneumatischer Kräfte ist uns aus der Kriegsliteratur nichts bekannt geworden.

Über die der Dehnung der Weichteile dienenden Dehnungspelotten und Stützklöße ist schon im ersten Behandlungsabschnitt berichtet worden. Dieselben finden an jeder Art von Kieferverband ihren Halt. Aktive Dehnung erfolgt entweder durch Vergrößerung der meist aus Guttapercha bestehenden Klöße oder durch elastischen Zug und Druck. In Abb. 77 ist ein von Bimstein stammender Typ, dem auch der französische Typ entspricht, eines Apparates zur Dehnung narbig verengter Mundspalten zu sehen, der in verschiedenen Modifikationen weitverbreitete Anwendung findet. Abb. 78 illustriert eine Durchführungsmöglichkeit der Dehnung der Weichteile, die besonders bei großen Weichteil- und Knochenverlusten des Kinns von großen Nutzen sind für Fälle, in denen jede Befestigungsmöglichkeit einer dentalen Schiene fehlt, und, wie in dem abgebildeten Falle, eine Schädelverletzung die Wahl des Stützpunktes in einem Kopfkappenverband nicht möglich oder mindestens nicht ratsam erscheinen läßt.

Prothese.

Die technisch-orthopädische Behandlung findet ihren Abschluß mit dem künstlichen Ersatz verloren gegangener funktionell wichtiger Teile. Dieser künstliche Ersatz bezweckt in der Hauptsache die Wiederherstellung genügender Artikulationsflächen der Zahnreihen durch zahnärztliche Prothesen. Der allgemeinen zahnärztlichen Prothetik erwachsen durch die Folgezustände der Kieferverletzungen besondere Aufgaben, denen sie bei ihrem hochentwickelten Stand in den meisten Fällen ohne weiteres gerecht werden kann. In denjenigen Fällen, in denen die Behandlung der Kieferverletzung mit einem bleibenden durchgehenden Defekt oder mit nur schwacher knöcherner Verbindung und mit störenden Narbenzügen ihren Abschluß finden mußte, übernimmt die zahnärztliche Definitivprothese die Funktionen der Fixations- und Stützapparate. Abb. 79 zeigt im Röntgenbild die weitere dauernde Entlastung der durch die Mundbodenspange doch immer noch unvollkommen zur Konsolidation gelangten Defektfraktur der Abb. 19 durch eine aufzementierte zahnärztliche Brücke. Eine Befestigungsart einer einfachen Prothese, die bei bleibendem Defekt dient, ist aus Abb. 80 ersichtlich. Das erst in neuerer Zeit besonders gepflegte Problem der besten Druckverteilung bei zahnärztlichen Prothesen kommt bei Kieferverletzten besonders zur Geltung. Eine Lösung dieses Problems von Riegner soll Abb. 81 veranschaulichen. Sämtliche Zähne, die als Stütz- und Tragpfeiler der Prothese dienen sollen, sind durch Kronenkappen und einen dreikantigen Draht zu einer Einheit verbunden. Auf diesem Draht reitet die Prothese, die an ihrer Unterseite, wie aus der Nebenfigur im Querschnitt ersichtlich, eine dem Dreikantbügel entsprechende Metallrinne trägt. Bei Defekten oder schwacher Konsolidation des Kiefers oder bei geringer Festigkeit verschiedener Stützpfeiler wird schon durch die Drahtbügelverbindung der Pfeiler eine günstige Druckverteilung erzielt. Da trotz des genauen Einpassens von Prothesenrinne und Bügelkante doch zwischen beiden immerhin Spielraum bleibt, wird die Druckverteilung bei ungleichartigen Druck- oder Stoßeinwirkungen dadurch unterstützt. Die Teilung von Prothese und festsitzender Tragbrücke entspricht auch den an jede zahnärztliche Prothese zu stellenden hygienischen Forderungen.

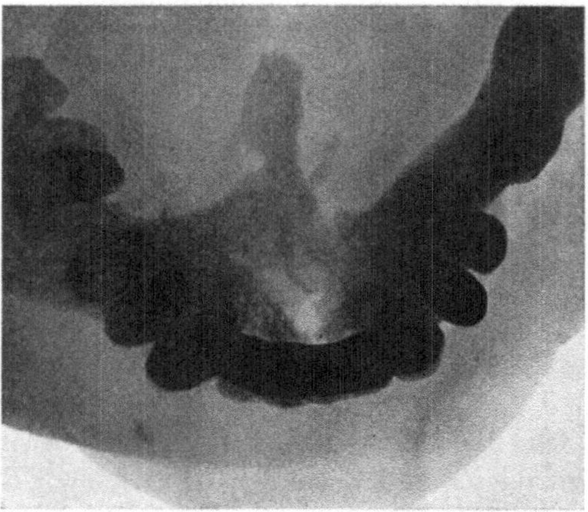

Abb. 79. Festsitzender Brückenersatz zur Entlastung einer ungünstig konsolidierten Fraktur.

Der Anfertigung einer Prothese bei Defekten des Unterkiefers stellen besonders die Dislokation und die Wackelbewegungen zahnloser hinterer Fragmente große Schwierigkeiten entgegen. Die unkoordinierten Bewegungen des zahn-

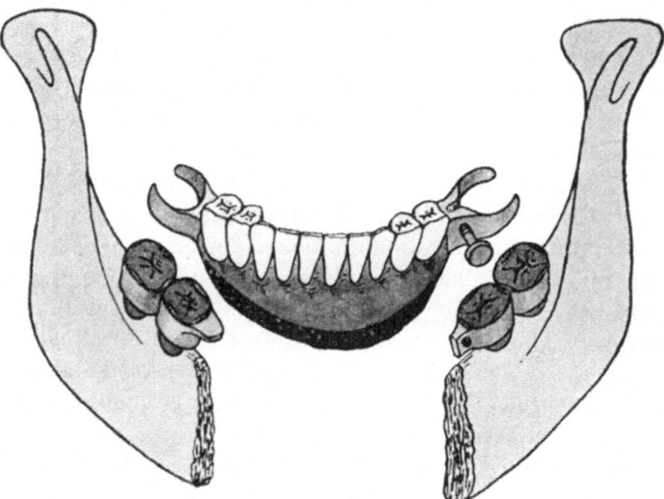

Abb. 80. Abnehmbare Prothese als Stützapparat bei Kieferdefekten (nach einer Ausführung von Jessen, Kieferlazarett Straßburg).

losen Fragmentes machen den Gebrauch lose sitzender Prothesen vielfach illusorisch. Aber auch fest sitzende Prothesen und mit ihnen ihre Stützpfeiler werden gelockert. Diese Schwierigkeiten sucht Riechelmann durch Federung und eine gelenkige Teilung der Prothese in der aus Abb. 82 ersichtlichen Ausführung zu begegnen. Die gelenkige Verbindung der eigentlichen Prothese mit dem ausgedehnten festsitzenden Bügel-Kronenverband ist aus der Nebenfigur ersichtlich. Durch einen zweiten federnden Bügel (Gold-Platin-Iridium) ist die Prothese mit dem Kronenverband abnehmbar verankert.

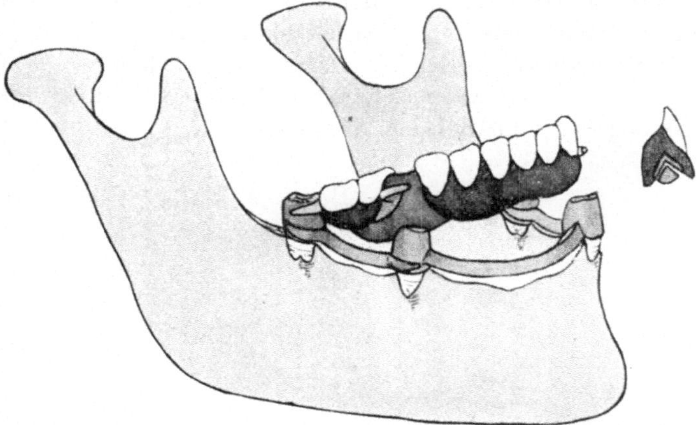

Abb. 81. Entlastungsprothese von Riegner.

Von diesem Bügel werden seitliche Stöße aufgefangen. Durch die schraffierte Linie ist die Normalstellung des aufsteigenden Astes markiert.

Zum prothetischen Ersatz des aufsteigenden Astes mit Teilen des Hori-

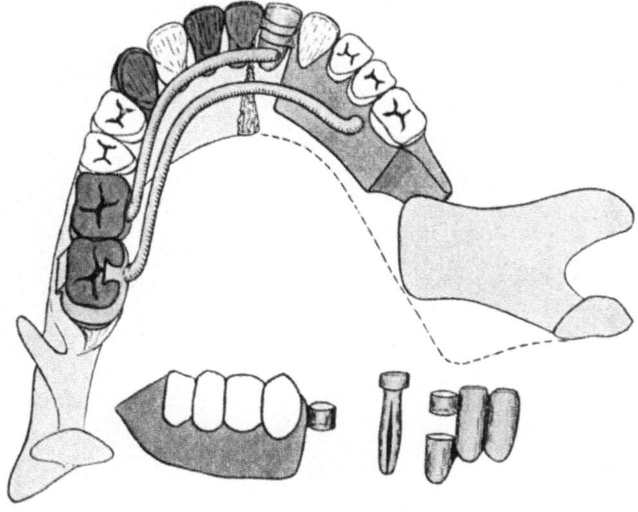

Abb. 82. Entlastungsprothese bei Defekten mit angrenzendem zahnlosem hinterem Fragment von Riechelmann, Kieferlazarett Straßburg.

zontalstückes und ganzer Unterkiefer kommen allgemein die schon vor dem Kriege bekannten Konstruktionen in Anwendung. Ebenso ist uns an Prothesen und Obturatoren des Oberkiefers nichts wesentlich Neues aus der Kriegsliteratur bekannt geworden.

Die im Verhältnis zu der großen Anzahl von Kieferverletzungen geringe Weitergestaltung der zahnärztlichen Prothese während des gegenwärtigen Krieges ist in erster Linie auf die Erfolge der plastischen Operationen zurückzuführen. Besonders durch die Knochenplastik am Unterkiefer sind die Aufgaben der Prothetik vereinfacht worden. Andere sind aber wieder dadurch lediglich umgestaltet und verschoben. Sicherlich zeugt aber gerade der Umstand, daß zur Lösung der durch die Kieferverletzungen des Krieges gestellten prothetischen Aufgaben keine wesentlich neuen Lösungen nötig waren, für die hohe Entwicklung der zahnärztlichen Prothetik.